DES PRINCIPAUX

AGENTS ANTI-OPHTHALMIQUES,

DE LEUR

DIFFÉRENCE D'ACTION,

ET DE LEURS

APPLICATIONS THÉRAPEUTIQUES.

Par Alph. ROÜAULT,

MÉDECIN SUPPLÉANT DU P. DEBREYNE, ET MÉDECIN DE LA COLONIE
AGRICOLE ET PÉNITENTIAIRE DE LA GRANDE-TRAPPE (ORNE).

Experire.

Prix, 1 fr. 50. — Par la poste, 1 fr. 80.

CHEZ L'AUTEUR,

A la Grande-Trappe, près Mortagne (Orne).

1855.

DU

NOTARIAT

PAR

LES NOTAIRES ET JURISCONSULTES

Rédacteurs du Journal des Notaires et des Avocats

QUATRIÈME ÉDITION

Ouvrage entièrement refondu

10 VOLUMES IN-8º DE 50 FEUILLES CHAQUE

PRIX : **70** FRANCS

CHAQUE VOLUME, *pris et payé au bureau*.......... **7** FRANCS
— envoyé *franco* au chef-lieu d'arrond'.: **7** FR. **50** C.

Le prix des volumes est payé entre les mains du correspondant de l'Administration au chef-lieu de l'arrondissement du souscripteur, *au fur et à mesure* de leur publication ; en sorte que chaque souscripteur ne paye que les volumes qu'il reçoit successivement jusqu'à l'entière publication de l'ouvrage.

Les DEUX PREMIERS volumes sont en vente ; ils comprennent depuis ABANDON jusqu'à CERTIFICAT D'ORIGINE. — Tous les mots y sont traités avec beaucoup plus de développement que dans la 3ᵉ édition ; il suffit d'en citer quelques-uns pour faire apprécier combien cette 4ᵉ édition l'emporte sur la précédente : ainsi, le mot ABSENCE renferme 505 propositions au lieu de 88 contenues dans la 3ᵉ édition ; — ACTE NOTARIÉ, 783 au lieu de 178 ; — ACTE RESPECTUEUX, 202 lieu de 54 ; — BAIL et BAIL A FERME, 638 au lieu de 244 ; — CAHIER DES CHARGES, 178 au lieu de 12 ; — CAUTIONNEMENT DES NOTAIRES, 264 au lieu de 34. — Les mots ASSEMBLÉE GÉNÉRALE DES NOTAIRES et CAISSE DES CONSIGNATIONS, qui n'avaient pas été traités dans la 3ᵉ édition, contiennent : le premier, 264 numéros, et le second, 98.

Le *troisième* et le *quatrième* volumes sont sous presse, ils paraîtront à la fin de l'année 1854. — Ils contiendront depuis le mot *Certificat de propriété* jusqu'à la fin de la lettre D, par conséquent les mots *Chambre de discipline*, — *Communauté*. — *Comptabilité notariale*, — *Compte de tutelle*, — *Conservateur des hypothèques*, — *Contrat de mariage*, — *Crédit foncier*, — *Délibération des chambres de dicispline*, — *Donation*, etc., etc.

Adresser ainsi les Souscriptions :

A L'ADMINISTRATION DU JOURNAL DES NOTAIRES ET DES AVOCATS

Rue des Saints-Pères, 52

A PARIS.

———

Paris. — Imp. J.-B. GROS, rue des Noyers, 74.

DES PRINCIPAUX

AGENTS ANTI-OPHTHALMIQUES

DE LEUR

DIFFÉRENCE D'ACTION,

ET DE LEURS

APPLICATIONS THÉRAPEUTIQUES.

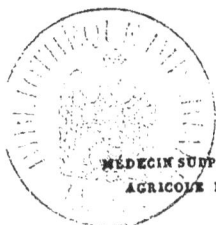

———◦◦◦———

Par Alph. ROÜAULT,

MÉDECIN SUPPLÉANT DU P. DEBREYNE, ET MÉDECIN DE LA COLONIE
AGRICOLE ET PÉNITENTIAIRE DE LA GRANDE-TRAPPE (ORNE) .

Experire.

𝕻rix, 1 fr. 50. — 𝕻ar la poste, 1 fr. 80.

———◦◦◦———

CHEZ L'AUTEUR,

A la Grande-Trappe, près Mortagne (Orne).

1855.

L'Aigle (Orne). — Imprimerie de P.-F. GINOUX.

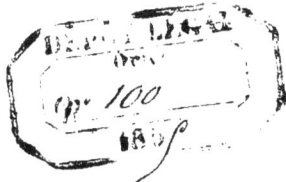

AVANT-PROPOS.

En étudiant les agents anti-ophthalmiques les plus usités, et qui sont pour nous l'*azotate d'argent*, le *sulfate de cuivre*, l'*acétate de plomb*, l'*opium* et la *belladone*, le but que nous nous sommes proposé était d'en avoir une connaissance parfaitement exacte pour pouvoir les manier avec confiance et nous en servir à propos. Nous avons donc étudié, séparément, le mode d'action qui est propre à chacun d'eux, et nous nous sommes principalement attaché à préciser les circonstances où l'on devait avoir recours à l'un plutôt qu'à l'autre. Les recherches que nous avons été obligé de faire, et nos essais comparatifs, nous ont mis sur la voie de quelques lois ou principes généraux qui nous paraissent d'une grande fécondité thérapeutique. Ces lois ne sont pas établies *a priori*, mais elles découlent de l'observation raisonnée d'une grande quantité de faits ; elles présentent donc, ainsi qu'on s'en convaincra dans la suite, tous les caractères que doit offrir une bonne induction , autant toutes fois qu'il peut en exister de bonnes et d'irréprochables en médecine. Bien que ces règles souffrent quelques exceptions , elles n'en sont pas moins d'une extrême utilité , car elles répandent sur l'ophthalmothérapie , une lumière qui éclaire et rassure nos pas, et nous sert comme de flambeau pour nous conduire dans le sentier obscur et difficile de la pratique.

Le traitement des phlegmasies oculaires, il faut bien l'avouer , se fait la plupart du temps sans règles et sans indications positives , et ce reproche s'adresse principalement au traitement local. Pour s'en assurer , il suffit d'ouvrir les ouvrages d'ophthalmologie les plus estimés , et l'on y verra que les auteurs se bornent simplement à l'énumération d'un très-grand nombre de collyres , sans parler de leurs effets respectifs et sans spécifier les cas où l'un doit être préféré à l'autre. Pour savoir quel est le meilleur, on est ainsi réduit à les essayer tous. Une pratique aussi incertaine nous a toujours paru avoir de graves inconvénients. Les moyens locaux constituent en effet, dans l'espèce, la médication la plus sûre , la plus efficace et la plus rapidement suivie de succès ; et, de l'aveu des praticiens les plus distingués , ce sont aussi les seuls dont les résultats soient constants et soutenus. Il est donc de la plus haute importance qu'on soit parfaitement fixé sur leur choix et sur leur mode d'administration ; car il existe des cas d'ophthalmies fort graves, contre lesquels il faut agir d'urgence et le plus promptement possible, et où tout tâtonnement, toute incertitude conduit presque inévitablement à la perte de l'œil. Nous avons donc entrepris de faire connaître quelques uns des agents locaux les plus indispensables, afin d'offrir au praticiens qui n'ont pas coutume de s'en servir, des notions précises sur leur valeur et leur application thérapeutiques.

Malgré les travaux qui ont été publiés depuis plusieurs années sur les avantages de la médication locale, un grand nombre de médecins hésitent encore à entrer résolûment dans la voie du progrès. La plupart sont retenus par une fausse timidité, ils ont peur de nuire ; peut-être craignent-ils aussi de compromettre leur clientèle, en cas d'échec ? . . . . Mais du jour où il serait manifestement prouvé que le traitement local est d'une utilité incontestable et d'une constante et parfaite innocuité, nous pensons qu'il n'y a plus de raisons solides qui puissent s'opposer à son emploi d'une manière générale. Or, nous pouvons l'affirmer, cette méthode est non seulement d'une extrême puissance, mais encore son application n'est jamais suivie d'inconvénient quand elle est faite avec prudence et d'une manière méthodique. La vérité de cette assertion sera démontrée dans cette brochure que nous avons divisée en quatre chapitres.

Dans le premier, nous traitons de l'azotate d'argent

et du sulfate de cuivre, employés sous forme de collyre et sous forme de caustique.

Dans le second, nous avons étudié l'acétate de plomb, aussi au point de vue de l'ophthalmologie.

Le troisième est consacré à l'opium.

Le quatrième à la belladone.

Si l'on nous demandait pourquoi nous n'avons pas fait l'histoire d'un plus grand nombre d'agents locaux, nous répondrions que trois à quatre, bien choisis et bien connus, suffisent généralement pour faire la thérapeutique de toutes les inflammations des yeux, aiguës et chroniques. A l'appui de cette assertion nous pourrions rapporter les résultats de notre propre pratique, mais nous préférons citer l'exemple de M. Velpeau qui n'emploie pour ainsi dire qu'un seul agent local et qui obtient cependant de si beaux et de si incontestables succès.

Bien que le petit travail que nous offrons aujourd'hui au public soit peu étendu, nous ne pouvons pas dire cependant qu'il nous appartienne tout entier ; il est l'œuvre de tous ceux à qui nous avons emprunté quelque chose. Nous pouvons donc dire avec Montaigne : « Qu'on voye en ce que j'emprun-
« te si j'ay sceu choisir de quoi rehaulser ou se-
« courir proprement l'invention qui vient tousiours
« de moy. Car je fay dire aux aultres, non à ma
« teste, mais à ma suitte, ce que je ne puy si bien

« dire par foiblesse de mon languague ou par foi-
« blesse de mon sens. Je ne compte pas mes em-
« prunts , je les poise , et si je les eusse voulu
« faire valoir par nombre , je m'en feusse chargé
« deux fois autant. Ils sont tous ou fort peu s'en
« faut de noms si fameux , qu'ils me semblent se
« nommer assez sans moy. »

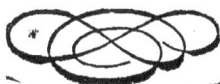

Des principaux agents anti-ophthalmiques.
— De leur différence d'action et de leurs applications thérapeutiques.

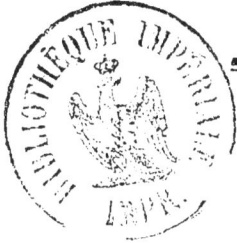

CHAPITRE I.

DE L'AZOTATE D'ARGENT ET DU SULFATE DE CUIVRE.

—

Nous allons faire le parallèle de ces deux agents qui occupent une place si importante dans la thérapeutique des inflammations de l'œil ; et quand nous connaîtrons très-bien les effets qu'ils produisent et le mode d'action qui est propre à chacun d'eux, nous discuterons cette question éminemment pratique, à savoir : s'il n'y a point certaines formes d'ophthalmies où le nitrate d'argent doit mériter la préférence, et d'autres au contraire où il doit céder la place au sulfate de cuivre.

1

Ces deux agents sont employés sous forme de collyre ou sous forme de caustique.

Examinons d'abord le premier cas.

§ Ier.

De l'Azotate d'argent et du Sulfate de cuivre employés sous forme de Collyre.

Lorsqu'on instille dans un œil une à deux gouttes de la solution d'azotate d'argent à $0^e,05$ de sel pour 30 grammes d'eau distillée, une douleur vive se manifeste aussitôt, l'œil rougit et il y a augmentation de la sécrétion des larmes. La douleur cesse rapidement, l'inflammation qui lui succède est aussi très-légère et très-fugace. La bénignité de l'inflammation tient sans doute à la prompte décomposition du caustique en présence des humeurs de l'œil qui, comme on sait, sont plus ou moins riches en chlorures alcalins. Son action sur les tissus avec lesquels on le met en contact n'est donc que de très-courte durée, ce qui nous explique pourquoi la phlegmasie qu'il fait naître est si légère et si superficielle.

La même raison nous démontre encore pourquoi la solution de nitrate d'argent paraît moins active et semble jouir d'une plus grande innocuité lorsqu'on l'instille dans un œil malade plutôt que dans un œil sain. C'est qu'en pareil cas il y a presque toujours augmentation de la sécrétion muqueuse, et que de plus cette sécrétion est plus dense, plus âcre que dans l'état normal et plus riche par conséquent en chlorhydrate de soude dont la présence s'oppose à l'action du caustique et la neutralise en partie.

Voyons maintenant ce qui va se passer dans l'œil lorsqu'on y verse quelques gouttes du collyre au sulfate de cuivre à 0°,05 de sel pour 30 gram. de véhicule. On y observe les trois symptômes que nous avons signalés plus haut, c'est-à-dire de la cuisson, de la rougeur et du larmoiement; mais ils diffèrent des symptômes précédents par leur marche et leur durée.

Ainsi dans le premier cas il semble que la plus vive souffrance coïncide avec le moment où le caustique vient mouiller la surface de l'œil, tandis que dans l'autre la cuisson est peu sensible d'abord, mais elle augmente peu à peu et atteint son maximum d'intensité au bout de huit à dix minutes. L'inflammation qui lui succède se développe aussi lentement et montre une ténacité qui contraste avec la rapidité avec laquelle disparaît celle que produit la solution au nitrate d'argent. Cette durée plus grande de la douleur et de la phlegmasie est due sans doute à la décomposition plus lente du sulfate de cuivre qui se trouve ainsi plus longtemps en contact avec les parties sur lesquelles on l'applique.

Ainsi donc en résumé, du côté du nitrate d'argent : inflammation rapide, superficielle et fugace ; du côté du sulfate de cuivre, iuflammation plus lente, plus profonde et plus persistante.

Ces distinctions, qui n'avaient encore jamais été faites, vont nous permettre d'établir deux lois thérapeutiques d'une grande importance et dont on comprendra bientôt toute la valeur et l'utilité pratiques.

Mais ici je me vois dans l'obligation d'exposer quelques nouvelles considérations. La plupart des médecins pensent, lorsqu'ils traitent les inflammations de l'œil par les collyres irritants, que ceux-ci agissent à la manière des astringents et des réfrigérants locaux, et qu'ils repoussent loin de l'organe affecté le courant morbide du sang : aussi les rangent-ils dans la classe des anti-congestifs. Mais l'observation la plus simple suffit pour faire justice d'une semblable hypothèse, car ces agents bien loin de s'opposer à l'abord du sang dans les vaisseaux, l'y appellent au contraire avec violence et déterminent une vive fluxion vers les tissus sur lesquels on les applique. La rougeur, la chaleur, la tuméfaction dont ceux-ci deviennent le siége en sont des preuves sans réplique.

Lorsqu'on soumet les phlegmasies oculaires à l'action des médicaments irritants, on s'appuie sur le principe de la substitution, c'est-à-dire qu'on se propose de substituer à une inflammation morbide, une inflammation thérapeutique, capable de guérir en vertu des seuls efforts de la nature. L'application qu'on fait de ce principe est d'autant plus heureuse qu'on sait mieux adapter et proportionner l'intensité d'action de l'agent substituteur à la phlegmasie qu'on veut combattre. Il semble même que l'inflammation pathologique et l'inflammation curative se comportent à l'égard l'une de l'autre, comme les quantités négatives et positives : c'est $+ a$ qui détruit $- a$. S'agit-il par exemple d'une inflammation aiguë ? on devra la traiter par une inflammation semblable, ou bien qui ait avec elle le plus de traits de ressemblance possible. Le nitrate d'argent, dont les effets prompts et peu tenaces présentent une extrême analogie avec les symptômes de certaines inflammations aiguës dont l'œil peut devenir le siége, conviendra singulièrement dans le traitement de ces phlegmasies et on l'administrera avec d'autant plus d'efficacité et de succès qu'on l'emploiera à une époque plus rapprochée de leur début.

Toutes les fois, au contraire, qu'il s'agira d'une ophthalmie ancienne et qui aura en quelque sorte pris droit de domicile dans l'œil, on devra la combattre par des topiques qui auront pour base le sulfate de cuivre.

A l'appui de ces deux lois générales, je pourrais citer un grand nombre d'observations ; mais quelques unes suffiront pour en faire ressortir toute l'exactitude.

Pour le Nitrate d'argent. — Premier fait.

Un jeune homme d'environ 20 ans, forgeron, était affecté depuis *cinq jours* d'une blépharite muqueuse violente, du côté gauche. L'inflammation avait principalement son siège sur la paupière inférieure . A son entrée à l'hôpital, un bourrelet conjonctival dépassait le niveau du bord libre de la paupière. Le malade éprouvait des douleurs violentes. Trois jours après tout était rentré dans l'ordre, à l'aide de la solution de nitrate d'argent.

— Le second fait est celui d'une jeune fille affectée depuis *trois jours* d'une blépharite muqueuse interne, du côté gauche. La solution de nitrate d'argent est prescrite à la dose d'un grain dans une once d'eau, et la guérison eut lieu au bout de deux jours.

Ces deux observations, qui ont été recueillies dans

le service de M. Velpeau, démontrent avec quelle facilité on triomphe de la maladie quand on l'attaque convenablement à une période très-rapprochée de sa naissance. La formule du collyre au nitrate d'argent est variable. Il faut toujours proportionner son énergie à l'intensité de la phlegmasie que l'on veut détruire. C'est ce que fait si bien l'illustre chirurgien que je viens de citer qui est peut être, en France, celui qui a employé la solution dont nous parlons ave le plus de sagacité et de succès.

En faveur du sulfate de cuivre dans les ophthalmies chroniques, je pourrais aussi rapporter beaucoup de faits. Ce doux cathéritique semble avoir en effet, dans ces sortes de phlegmasies, une action toute spéciale qui a été reconnue et constatée dès la plus haute antiquité. Le P. Debreyne l'emploie avec un succès presque constant dans toutes les conjonctivites, soit palpébrales, soit oculaires, passées à l'état chronique. Ne craignez pas le cuivre, dit-il quelque part dans sa thérapeutique appliquée; le cuivre est l'ami de l'œil, comme le fer est l'ami de l'estomac.

Nous l'administrons d'après la formule suivante :

Sulfate de cuivre, ... 0 , 25 centigr.
Eau distillée , ... 30 , 00 grammes.

Dans une note sur l'ophthalmie catarrhale chronique et sur son traitement, M. Reveillé-Parise dit avoir fait usage, pour lui-même et pour les malades qui le consultaient, du collyre suivant :

> Sulfate de cuivre, . . . 15 centig.
> Laudanum, ... 12 gouttes.
> Eau distillée de roses, 125 grammes.

Et d'après les résultats auxquels l'avaient conduit ses expériences comparatives, c'était à ce collyre qu'il accordait la préférence.

§ II.

De l'Azotate et du Sulfate de cuivre employés sous forme de caustique.

A présent que nous connaissons le mode d'action propre au nitrate d'argent et au sulfate de cuivre dissous, nous allons étudier les effets qu'ils produisent quand on les emploie à l'état solide.

Au premier abord, il semble hardi et même téméraire de porter, dans un organe aussi irritable que l'œil, des caustiques de l'énergie de l'azotate d'argent et du sulfate de cuivre. Aussi la raison repousse-t-elle une semblable pratique comme contraire à la prudence et à la saine thérapeutique ; mais ici, hâtons-nous de le dire, la raison ou plutôt la théorie préconçue, n'est pas d'accord avec l'expérience. L'œil, malgré son extrême délicatesse et son excessive susceptibilité, supporte l'impression de certains agents beaucoup plus facilement qu'on aurait pu le supposer, et cette tolérance qui est vraiment remarquable pour les sels d'argent et les sels de cuivre, s'explique en partie par leur prompte neutralisation en présence des larmes et de la sécrétion muqueuse dont l'affluence est d'autant plus grande que l'irritation a été plus vive. Mais au reste quelle que soit la cause qui produit cette tolérance, il est évident qu'elle existe et l'expérience a démontré que la cautérisation faite avec prudence et suivant les règles que nous allons indiquer, non seulement n'est jamais suivie d'accidents, mais qu'elle constitue encore un moyen thérapeutique extrêmement précieux et de la plus grande utilité.

Le manuel opératoire diffère un peu, suivant qu'on pratique la cautérisation avec l'azotate d'argent ou le cristal de sulfate de cuivre.

§ III.

Cautérisation avec l'Azotate d'argent.

Cette opération peut s'effectuer de deux manières : avec le crayon de pierre infernale, ou bien avec une solution concentrée de nitrate d'argent fondu ou cristallisé.

Dans les deux cas, le malade étant assis, la tête solidement appuyée sur la poitrine d'un aide, on renverse la paupière supérieure en luxant son cartilage tarse. Pour cela, on saisit les cils de la main gauche et on tire sur le bord libre de la paupière en avant et en haut pendant qu'on déprime avec la main droite armée d'un stylet mousse, le bord convexe du cartilage tarse, qu'on force ainsi de faire la bascule. Cela fait, on promène légèrement sur toute la muqueuse palpébrale un crayon mousse de nitrate d'argent, en ayant soin que les replis supérieurs et les angles de l'œil n'échappent pas à son action. On ne passe ordinairement le caustique qu'une seule fois, et on doit même le retirer dès qu'on a fait naître une couche blanchâtre, car si on allait plus avant on causerait une déperdition de substance ; de là une cicatrice, un entropion et toutes ses conséquences.

Lorsqu'on se sert de la solution concentrée, on en imprégne modérément un pinceau et on étend ainsi sur toute la surface conjonctivale une couche du caustique liquide. Immédiatement après on lave l'œil à grande eau avec une éponge imbibée d'eau tiède. On confie ensuite la paupière supérieure à l'aide qui se trouve debout derrière le malade et qui la soutient avec l'index, sans fouler sur le globe de l'œil. Pendant ce temps là, l'opérateur abaisse l'inférieure qu'il renverse ainsi le plus possible et qu'il cautérise comme ci-dessus. L'œil est alors lavé de nouveau pour enlever entièrement l'excès du caustique et on conseille au malade d'y maintenir appliquée une éponge imprégnée d'eau froide, à l'effet de calmer la douleur qui est très-vive pendant les 15 à 20 minutes qui suivent l'opération.

Quand on a fini de toucher la conjonctive palpébrale avec le nitrate d'argent, plusieurs praticiens, au nombre desquels nous citerons M. le D^r. Gouzée, M. Mathias Mayor etc. , craignant que le contact de la surface cautérisée avec la cornée n'altérât la transparence de cette membrane, ont proposé d'interposer entre les paupières et le globe oculaire, le premier, une couche d'huile, le second, une couche de coton cardé. Non seulement ces précautions nous paraissent inutiles, mais encore elles peuvent être nuisibles, car elles emprisonnent, pour ainsi dire, entre les paupières, le caustique en excès et s'opposent à sa prompte neutralisation par les humeurs de l'œil.

« Après la cautérisation, dit M. Ricord, comme « il importe que la cornée transparente soit ména- « gée, on a conseillé l'application d'une petite goutte « d'huile sur cette partie de l'œil ; mais on peut « très-bien se passer de ce moyen en faisant, im- « médiatement après l'application du nitrate d'argent, « une légère injection d'eau qui lave la surface et « emporte ainsi l'excédant du caustique. Je préfère « ce procédé au premier, par ce qu'il arrive sou- « vent que l'huile qu'on voudrait placer sur la cor- « née avant l'opération, coule sur la conjonctive et « s'oppose ainsi à l'application immédiate du caus- « tique ; si on n'emploie l'huile qu'après, le temps « nécessaire à son application est tout aussi long et « m'a paru moins efficace que l'injection d'eau. »

La pratique de M. Velpeau n'est pas différente, et en pareil cas il se contente toujours de laver l'œil avec une compresse ou une éponge fine imbibée d'eau tiède.

Un médecin de Florence, M. Heinricht, s'appuyant sur la rapide décomposition du nitrate d'argent par le chlorure de sodium, a conseillé de laver la surface cautérisée avec une dissolution de sel marin. Mais disons-le, cette précaution, bien que fort rationnelle, n'est pas nécessaire puisque l'eau tiède surtout, dissout si facilement et si promptement le caustique en question, et qu'elle doit être préférée par conséquent comme moyen plus simple et également efficace.

§ IV.

Cautérisation avec le Sulfate de cuivre.

Les paupières sont renversées comme dans le cas précédent, et on promène sur toute leur surface interne qui est devenue antérieure, un cristal de sulfate de cuivre aplati et taillé en biseau. Comme l'action de ce caustique est moins prompte que celle du crayon de pierre infernale, on est obligé de le tenir plus long-temps en contact avec la muqueuse palpébrale, et on ne doit même l'enlever que lorsque la muqueuse a pris une coloration bleuâtre. Lorsque tout est terminé, on lave aussi l'œil à grande eau et on en instille avec force entre les paupières tenues écartées avec les doigts.

§ V.

Effets généraux de la cautérisation.

Cuisson vive pendant l'application du caustique. L'opération finie, la douleur continue néammoins à se faire sentir. Elle n'est pas uniforme, mais elle présente des exacerbations qui se renouvèlent toutes les trois à quatre minutes. Au bout d'une demi-heure ces exacerbations deviennent plus rares ; l'acuité des souffrances diminue notablement, et en général au bout de deux heures tout est rentré dans le calme.

Au fur et à mesure que les douleurs disparaissent, les paupières se gonflent, et leur gonflement peut même atteindre des dimensions considérables lorsque la cautérisation a été très-énergique. La diminution de la douleur coïncide presque toujours avec l'apparition de la tuméfaction. Si alors on cherche à entr'ouvrir les paupières, on remarque que leur surface interne est boursouflée, épaissie, infiltrée de sérosité. Cette infiltration ne se borne pas toujours à la conjonctive palpébrale, elle s'étend aussi souvent à la conjonctive oculaire et constitue ainsi une des variétés du chémosis, connues sous le nom de chémosis séreux ou œdémateux.

Une chose étonnante et que j'ai constatée plusieurs fois, c'est la rapidité avec laquelle on voit disparaître cette tuméfaction. En voici une preuve : Il y a deux mois, je cautérisai l'œil d'un de nos petits colons, atteint depuis plusieurs années d'une blépharite glanduleuse fort grave. Les cils étaient détruits depuis longtemps. La muqueuse palpébrale, considérablement épaissie et ulcérée, présentait un aspect fongueux des plus prononcé. Je promenai sur toute sa surface et à plusieurs reprises, un crayon mousse de nitrate d'argent ; la douleur fut très-vive et il s'ensuivit beaucoup de gonflement. Plusieurs heures après, j'eus l'occasion de retourner à la colonie, et je ne fus pas peu surpris de trouver cet enfant jouant avec ses camarades, sans bandeau sur l'œil, qui n'offrait plus du reste qu'une légère tuméfaction. En général la résolution ne s'opère pas aussi rapidement, et il y a des cas où elle ne commence que le 2ᵉ ou le 3ᵉ jour après l'opération.

La persistance de la douleur et du gonflement est du reste en rapport avec la nature du caustique employé et la durée de son application. Elle est plus grande avec le sulfate de cuivre, et les distinctions que nous avons déjà faites à propos de ce caustique, se retrouvent encore quand on l'emploie à l'état solide.

Enfin l'azotate d'argent et le sulfate de cuivre, ne diffèrent pas seulement entre eux par leur degré d'énergie plus ou moins considérable, mais encore par les modifications spéciales qu'ils font subir à la vitalité des tissus sur lesquels on les applique.

§ VI.

Comment agit la cautérisation ?

Elle agit comme substitutive, révulsive et escharrotique. Définissons chacun de ces mots. Par substitutive nous entendons qu'elle fait naître une inflammation bénigne à la place d'une inflammation maligne. Exemple : Conjonctivite purulente des nouveau-nés, conjonctivite blennorrhagique, etc.

La cautérisation agit aussi comme révulsive ou transpositive. Cette méthode en effet, n'est pas seulement efficace dans les ophthalmies externes, c'est-à-dire dans celles où la muqueuse palpébrale et oculaire est seule affectée; mais nous l'avons vue modifier très-avantageusement des ophthalmies profondes, avec trouble et suffusion de l'humeur aqueuse, hypopion etc., et ces kératites, nous paraissaient tout-à-fait indépendantes d'un état granulé de la conjonctive palpébrale. En pareil cas, nous pensons que la cautérisation agit comme le vésicatoire volant appliqué sur la face externe des paupières, moyen qui a été beaucoup conseillé par M. Velpeau, auquel il a rendu de très-grands services. Par cette méthode on déplace pour ainsi dire le siége de l'inflammation, et on transforme une ophthalmie interne en une ophthalmie externe. La puissante révulsion qu'on opère ainsi sur les paupières est d'autant plus avantageuse et plus efficace qu'elle est plus voisine du siége de l'inflammation.

Nous avons dit aussi que la cautérisation agissait comme escharrotique, lorsque nous l'employons, par exemple, pour détruire des granulations anciennes et plus ou moins dures. Comme ce cas est le plus simple et qu'il se comprend de lui-même, nous pensons qu'il est inutile de nous y arrêter plus longtemps.

D'après ce qui précède, nous voyons donc que la cautérisation peut satisfaire à trois indications à la fois, et c'est sans doute à ce triple avantage que cette méthode vraiment héroïque doit toute sa puissance et son efficacité.

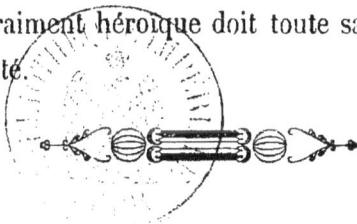

2

§ VII.

Dans quelles formes d'ophthalmies doit-on recourir à la cautérisation ?

Nous venons d'étudier les effets de la cautérisation sur l'œil, et malgré les désordres qu'il semblerait *a priori* qu'elle doit produire dans un organe d'une sensibilité aussi exquise , nous avons reconnu au contraire qu'elle n'avait jamais le moindre inconvénient quand on la pratiquait avec prudence et d'une manière méthodique. Il nous reste maintenant à spécifier le genre d'ophthalmie où il convient d'appliquer cette médication.

Posons d'abord en principe :

1° Que toutes les ophthalmies aiguës graves, où il sera reconnu que l'azotate d'argent dissous est insuffisant, devront être combattues par le même agent à l'état solide.

2° Que toutes les ophthalmies chroniques qui se trouveront dans les mêmes circonstances par rapport au sulfate de cuivre, devront-être attaquées par ce caustique aussi à l'état solide.

Ces deux lois ne sont pas purement théoriques.

Elles reposent, ainsi qu'on le verra tout-à-l'heure, sur l'analyse et l'observation exacte d'une multitude de faits puisés aux meilleures sources. Elles sont aussi, pour ainsi dire, le résumé et la formule des essais comparatifs que nous avons faits sur ces deux agents thérapeutiques.

§ VIII.

Formes particulières d'ophthalmies dans lesquelles on doit préférer la cautérisation avec l'azotate d'argent.

Nous allons d'abord démontrer l'exactitude de la première loi, et pour cela nous allons passer en revue tous les genres d'ophthalmies aiguës où la cautérisation avec le nitrate d'argent à été mise en pratique. En même temps que cet examen nous fixera sur la valeur de cette médication, il nous fera connaître aussi quelles sont les conditions de son opportunité.

Il existe une classe d'affections oculaires que les auteurs ont décrites sous le nom de conjonctivites purulentes des nouveau-nés, d'ophthalmie d'Égypte, d'ophthalmie blennorhagique, d'ophthalmie Belge etc. qui, bien que différentes par les causes qui les produisent, se ressemblent toutes néanmoins par la violence de leurs symptômes, la rapidité de leur marche et leur terminaison presque toujours funeste.

Toutes ces redoutables phlegmasies ont été soumises à la cautérisation par le nitrate d'argent, et voici quelques uns des résultats où ont conduit ces expériences.

Dans une note extrêmement intéressante, intitulée : *Considérations pratiques sur le traitement spécial qu'il convient d'appliquer à l'ophthalmie blennorrhagique*, M. Ricord s'exprime ainsi :

« D'après ce que nous avons dit dans notre précédent article relativement à l'ophthalmie blennorhagique réputée vénérienne, le praticien a du rester convaincu qu il s'agit d'une affection très-rapide dans sa marche, très-fàcheuse dans ses terminaisons, et à laquelle il est de la plus haute importance d'appliquer une méthode de traitement dont l'énergie soit en rapport avec la gravité du mal qu'on a à combattre. Ici toute incertitude, tout tâtonnement conduit presque inévitablement à la perte de l'œil. Pour ma part, depuis vingt années que je fréquente les hôpitaux, j'e n'ai jamais vu de résultats constants et soutenus dans les moyens thérapeutiques em-

ployés, que depuis l'époque où le *nitrate d'argent*
a été appliqué comme méthode générale. Les anti-
phlogistiques, mis en usage de la manière la plus
vigoureuse et sous toutes les formes, peuvent constituer une médication adjuvante de la plus haute
importance, mais comme traitement unique, ce sont
des moyens sur lesquels il faudrait bien se garder de
compter. Les révulsifs de tout genre : pédiluves,
purgatifs, vésicatoires, sétons trouvent également
leurs applications; mais compter encore sur ces moyens
tout seuls, ce serait s'exposer à perdre autant d'yeux
qu'on les aurait appliqués de fois. Les médicaments
réputés spécifiques, mercuriaux ou anti-blennorrha-
giques ne donnent pas plus de garanties...

« Quel que soit le point de départ auquel on
puisse rapporter l'ophthalmie blennorrhagique, ajoute
encore M. Ricord, qu'on la suppose de contagion
directe ou née sous l'influence de condition patho-
géniques générales, toutes les fois qu'on voit la
conjonctive s'affecter chez un individu ayant actuel-
lement une blennorrhagie urétrale, sans attendre que
la maladie ait pris un plus grand développement,
qu'elle soit arrivée à fournir des signes de diagnostie
positifs, il faut lui opposer, dût-on se tromper sur
sa nature, un traitement abortif beaucoup plus éner-

gique qu'on ne le ferait dans tout autre cas de conjonctivite au début, et ce traitement abortif consiste
à toucher avec le nitrate d'argent, les points où la
muqueuse paraît malade. Des cautérisations superficielles, et nous insistons sur ce mot, qui pour-
raient être faites dans quelque cas où on se serait trompé sur la nature de la maladie qui va
se développer, n'ont jamais par elles-mêmes le moindre
inconvénient ; tandis que si l'on avait tardé à les
faire, on aurait pu manquer les bénéfices du traitement abortif et laisser s'accroître une maladie bientôt
très-grave et très-difficile à guérir.

Quand on prend l'affection tout-à-fait au début,
une ou deux cautérisations peuvent suffire ; du
reste après la première, les cautérisations ultérieures
ne sont indiquées que par la persistance des premiers symptômes ou par le développement de la
maladie, quand même.... »

Dans un mémoire ayant pour titre : *De la méthode ectrotique ou abortive appliquée au traitement
des ophthalmies en général et des ophthalmies purulentes en particulier*, M. Bernard, D. M. à Cham-
peaux tient le même langage que M. Ricord.

« On n'arrête les conjonctivites franchement purulentes, dit-il, ni par les émissions sanguines ré-

pétées , ni par les purgatifs à haute dose , ni par
le calomel, ni par les frictions mercurielles, ni par
les scarifications , mais seulement par la cautérisation avec le nitrate d'argent. Que de malades ont
été traités par les saignées poussées jusqu'à la syn-
cope , ou pratiquées coup sur coup et pendant que
les veines du bras , les artères temporales, de nombreuses piqûres de sangsues répandaient des flots de
sang , la cornée se ramollissait , s'ulcérait , se dé-
sorganisait comme si rien n'eût été fait ! N'est-on
pas même fondé à croire que ces copieuses pertes
de sang sont nuisibles quand on voit le mal s'arrêter par l'emploi *du caustique seul* , tandis qu'il
poursuivait sa marche chez ceux que l'on soumet-
tait en même temps à de nombreuses saignées ? »

M. le professeur Trousseau n'est pas moins expli-
cite dans une note sur l'ophthalmie purulente des
nouveau-nés : « Je pensais , dit-il , que cette phlegmasie était une maladie légère et je conservai encore quelque temps cette opinion , lorsque j'eus pris
à l'hôpital Necker le service des nourrices et des
enfants à la mamelle ; mais bientôt de tristes résultats vinrent me tirer de ma sécurité et je vis successivement plusieurs enfants , traités par des émol-
lients, perdre irrémédiablement les yeux.

Pour triompher de cette redoutable maladie il faut, si l'ophthalmie semble prendre quelque intensité , recourir sans plus attendre à la médication la plus héroïque que nous connaissions dans cette occurence. Il faut faire préparer une solution très-concentrée de nitrate d'argent : Cinq gram. de sel pour 25 à 30 gram. d'eau distillée, et à l'aide d'un pinceau imbibé de cette solution , toucher vigoureusement la conjonctive et même *la cornée* deux fois le premier jour, une fois les deux jours suivants ; il est rare qu'après trois jours de cette médication, il n'y ait pas un tel amendement dans les symptômes, que la maladie soit désormais sans danger ».

Qu'elle que soit l'intensité et la violence de la maladie, nous pensons qu'on ne doit jamais porter le caustique sur la cornée. Cette pratique peut offrir en effet de graves inconvénients , ainsi que l'a démontré M. Delasiauve, en compromettant l'intégrité de cette membrane. On doit donc se borner presque dans tous les cas à toucher la conjontive palpébrale, et cela suffit le plus ordinairement.

La méthode que suit M. Velpeau , diffère peu de la précédente ; il fait lotionner toute la surface enflammée , toute la conjonctive purulente, deux ou trois fois le jour avec 2 gram. de nitrate sur 30 gram. d'eau distillée. Dans les cas graves il élève la proportion de nitrate à 4 grammes. Il se sert aussi très-souvent du crayon. La maladie est ordinairement arrêtée dans 24 heures, de manière à ne plus inspirer de crainte.

Dans un mémoire sur l'ophthalmie gonorrhéique, M. le docteur Gouzée, médecin en chef de l'hôpital militaire d'Anvers, accorde aussi la préférence au nitrate d'argent. Voici du reste comment il s'exprime lui-même à ce sujet.

« L'ophthalmie si improprement appelée gonorrhéique, est une maladie terrible qui conduit presque inévitablement, si l'on n'arrête promptement sa marche, à la destruction des cornées, et aux altérations les plus graves de la vision. Les ophthalmologistes ont compris la nécessité de lui opposer un traitement très-efficace et ils se sont assez généralement accordés dans ces derniers temps surtout, à lui donner pour base les évacuations sanguines et les caustiques. »

Après avoir démontré l'insuffisance des anti-phlogistiques, qui sont même manifestement nuisibles dans une foule de cas, l'auteur se loue de l'emploi du nitrate d'argent qui lui a rendu toujours les plus grands services, lorsqu'il lui a été encore possible de l'appliquer immédiatement sur toute l'étendue des surfaces muqueuses des paupières , tant supérieures qu'inférieures. « C'est pour nous , dit-il , le remède par excellence de l'ophthalmie gonorrhéique , celui qui arrête le plus promptement et le plus sûrement ses progrès , et son emploi bien dirigé par une main prudente et exercée , n'est jamais suivi d'inconvénients. »

M. le docteur Darcet, ancien interne des hôpitaux, dans un travail sur l'ophthalmie purulente des nouveau-nés , regarde le traitement local comme celui qui doit inspirer le plus de confiance, et ce traitement est constitué par l'emploi du nitrate d'argent en solution d'après la méthode mise en pratique par M. Velpeau , et la cautérisation avec le nitrate d'argent solide dont M. Gouzée affirme retirer un succès constant.

A tous ces témoignages qui déposent tous en faveur de la cautérisation nous pourrions encore ajouter celui de Sanson qui joignait l'excision de la conjonctive à la cautérisation , celui de M. Caffe, son élève ; du docteur Wood , chirurgien de Glascow ; de M. Heinricht , déjà cité ; de M. Tavignot , etc.

Nous pouvons donc conclure hardiment que la méthode que nous proposons est sans contredit la meilleure , la plus puissante et même la seule véritablement efficace dans tous les cas d'ophthalmies que nous venons de citer.

D'accord, me dira-t-on ? Mais toutes les phlegmasies que vous combattez par la cautérisation sont des maladies spécifiques qui sont dues à la présence d'un virus ou principe désorganisateur, et l'azotate d'argent agit comme moyen destructeur de ce principe ; mais en serait-il de même dans les inflammations ordinaires ? — A cette objection nous répondrons que l'existence de ce miasme ou de ce virus est bien loin d'être démontrée, et qu'en supposant même qu'elle le soit et qu'on puisse anéantir ce virus sur place à l'aide de la cautérisation, il resterait toujours à expliqner comment on jugule du même coup l'inflammation formidable qu'il a produite, et pourquoi au contraire cette inflammation, déjà si considérable, n'augmente pas encore d'intensité sous l'influence du traitement incendiaire qu'on emploie pour la détruire. On ne fait donc , comme on le voit, que reculer la difficulté sans la résoudre, et pour en sortir il n'y a qu'un moyen , c'est d'invoquer le principe de la similitude ou de la substitution dont nous avons déjà parlé et sans lequel la cautérisation est une médication empirique et irrationnelle. Or, si ce principe est vrai et incontestable, il ne doit pas s'appliquer seulement aux ophthalmies dites spécifiques, mais il doit s'étendre encore à tous les genres d'ophthalmies, quelle que soit même leur origine. On pourrait même insinuer que puisque la cautérisation guérit les ophthalmies spécifiques qui sont les plus redoutables et les plus graves, elle doit *a fortiori* guérir les ophthalmies ordinaires qui, comparativement aux premières, peuvent être regardées comme des phlegmasies bénignes. Mais ceci n'est plus une simple présomption, c'est un fait acquis; et des observations nombreuses démontrent que la cautérisation par l'azotate d'argent, employée dans des ophthalmies franchement inflammatoires, a obtenu un plein succès (*).

En voici du reste quelques-unes :

« Nous avons pu faire une application des plus

(*) Dans la *thérapeutique appliquée* du docteur Debreyne, page 141 , 4ᵉ édition, on trouve formulé un principe général très-fécond en applications thérapeutiques. Le voici : « Toute lésion *circonscrite*, soit du tissu cutané, soit du tissu muqueux, produite par une cause interne ou par une cause externe, mais vireuse, toxique ou septique, et manifestée par érosion, ulcération, tache, phlyctène, bouton, pustule, papule, etc., doit être généralement, s'il est possible, cautérisée dès sa naissance. Cette sage prophylaxie peut souvent empêcher de graves désordres, de vastes ravages dans les systèmes cutané et muqueux, ou même quelquefois prévenir des maladies générales et mortelles.

heureuses de cette énergique ressource, dit le professeur Alquié, dans un cas d'ophthalmie aiguë et principalement interne. Nous avons décrit précédemment les symptômes graves éprouvés par cet individu, où tout faisait craindre une prochaine suppuration et une désorganitation de l'œil droit. Nous cautérisâmes fortement la conjonctive à l'aide du nitrate d'argent et nous eûmes recours à des révulsifs sur les parties inférieures. Cette cautérisation fut d'abord très-douloureuse, mais les symptômes se calmèrent rapidement de sorte que le sujet put goûter la nuit même un repos suspendu depuis plusieurs jours.

« Le lendemain la phlogose avait diminué et la maladie marcha vers une guérison rapide. Il se produisit un effet perturbateur et dérivatif du travail profond et le plus dangereux pour l'œil. Nous ne

---

— Quant aux piqûres des divers insectes, on se contente de les *cautériser* avec des lotions anti-septiques, acétiques, ou ammoniacales. »

Nous pensons qu'on peut ajouter, que toutes les affections du système muqueux visible et accessible à l'action des caustiques doivent être cautérisées. Nous avons en vue ici particulièrement toutes les inflammations spécifiques, et même les inflammations vraies, simples, *légitimes*, et peut-ê're même traumatiques. Dans ces dernières, on a pour but d'*altérer*, de changer, de fixer et d'arrêter sur place une inflammation toujours plus ou moins envahissante, et par conséquent grave. Ceci s'applique surtout aux affections oculaires.

pouvons du reste , douter de l'excellence de cette
conduite , car nous eûmes à en constater la justesse
à deux reprises successives. Le malade s'étant levé
ensuite, et voulant reprendre trop tôt ses occupations
habituelles , disposé d'ailleurs aux congestions cépha-
liques , fut saisi par trois fois de la même ophthalmie inflammatoire, et trois fois la même pratique
amena la même guérison , qui est maintenant solide
depuis plusieurs années. »

Le 16 Juin 1839 , dit M. Bernard , dans un mémoire déjà cité , nous avions pratiqué par abaissement
l'opération de la cataracte , sur un vieillard de 82 ans,
le sieur Prou , cultivateur à Aubigny. Le 5e jour ,
ayant examiné l'œil opéré (le malade n'avait mani-
festé jusque là aucune douleur), nous fûmes pénible-
ment surpris en voyant que cet œil avait acquis le
double du volume de l'autre. En écartant les paupières,
nous aperçumes un énorme chémosis ; la conjonctive
formait au-dessus de la paupière inférieure un bourrelet rouge, dur et tendu comme une corde, de la gros-
seur d'un tuyau de plume, et occupait l'œil dans toute
sa longueur d'un angle à l'autre. Nous employâmes
aussitôt, mais sans succès, quoiqu'avec la plus grande
énergie , le traitement anti-phlogistique ; deux saignées abondantes coup sur coup, 80 sangsues appli-

quées sur le trajet de la jugulaire et sur la région temporale, des purgatifs drastiques, de larges vésicatoires aux extrémités pelviennes, une diète sévère, un repos absolu, une obscurité complète dans la chambre du malade, tels furent les moyens que nous employâmes dès le début de l'ophthalmie ; mais tout fut inutile ; rien ne put enrayer la marche de la phlegmasie. La cornée transparente devint opaque, jaunâtre et s'ouvrit pour donner issue aux humeurs : l'œil était perdu sans espoir.

Le douzième jour, l'œil avait diminué de volume par suite de l'écoulement des humeurs, mais le boursouflement de la conjonctive était aussi grand et faisait saillie entre les deux paupières, de telle sorte qu'à la douleur d'un insuccès se joignait encore la crainte d'une difformité consécutive.

Nous essayâmes les scarifications profondes et nombreuses à plusieurs reprises avec la lancette ; mais le boursouflement de la conjonctive n'en continuait pas moins à empêcher la paupière supérieure de recouvrir l'œil. Alors nous pratiquâmes l'excision de la conjonctive et d'une partie de la caroncule lacrymale. Ce moyen parvint à détruire la difformité ; toutefois, une conjonctivite interne existait encore après plusieurs jours. Les vaisseaux de la conjonctive avaient conservé un volume considérable et ce fut alors que, l'œil étant perdu, nous nous décidâmes à employer la cautérisation avec un crayon de nitrate d'argent que nous promenâmes sur toute la surface engorgée et enflammée. Dès le même jour nous eûmes la satisfaction d'observer une amélioration manifeste. Nous pratiquâmes encore deux cautérisations, à 24 heures l'une de l'autre, et la guérison devint complète.

Dès ce moment, nous considérâmes la cautérisation de la conjonctive dans les inflammàtions de cette membrane comme un moyen thérapeutique extrêmement précieux et nous nous promîmes bien de l'employer de nouveau à la première occasion. Elle ne tarda pas longtemps à se présenter.

Le 14 Novembre 1839, nous avions pratiqué, par extraction, l'opération de la cataracte sur le sieur Gilbert, âgé de 59 ans. L'opération avait bien réussi et tout en annonçait le succès le plus complet. Cependant le 15ᵉ jour une inflammation aiguë de la conjonctive nous donne quelques inquiétudes. Les évacuations sanguines générales et locales furent employées aussitôt ; mais ne trouvant pas d'amélioration notable, nous pratiquâmes la cautérisation, qui eut pour résultat de faire avorter l'inflammation presque instantanément.

Depuis cette époque, un assez grand nombre de conjonctivites à divers degrés inflammatoires, ont été confiées à nos soins, et toutes ont cédé comme par enchantement à l'application du caustique, sans mettre en usage aucun autre moyen thérapeutique ; la cautérisation *seule* a été employée avec le plus prompt comme le plus brillant succès.

En voici quelques observations :

Le sieur Chenevière, cordonnier, âgé de **28** ans, tempérament fort et sanguin, vint nous consulter pour une conjonctivite commençant à l'œil droit. Une seule cautérisation est employée et l'inflammation est immédiatement arrêtée. Trois jours après, la conjonctive de l'autre œil était enflammée à son tour : même moyen, même guérison.

La femme Moreau, couturière, âgée de **32** ans, est atteinte d'une violente conjonctivite ; elle ne nous consulte que le 3ᵉ jour et lorsque l'œil, larmoyant, ne pouvait plus supporter la lumière. Deux cautérisations la guérissent radicalement en 48 heures.

La dame Brissot, rentière, âgée de **83** ans, ne nous consulte que le 5ᵉ jour, au moment de la plus grande intensité d'une conjonctivite très-aiguë des deux yeux. Une cautérisation est pratiquée sur un œil ; mais la douleur est tellement vive et la malade

tellement pusillanime qu'elle refuse complétement de
se soumettre à toute nouvelle cautérisation. Alors on
peut constater le lendemain que l'inflammation est en-
rayée dans l'œil cautérisé, tandis qu'elle semble augmenter dans l'autre, de telle sorte que ce dernier a
été plus d'un mois atteint de rougeur et de photophobie, quand celui qui avait été soumis à la cautérisation était presque revenu à son état normal. »

L'auteur cite encore neuf observations que nous ne
rapportons pas à cause de l'identité des détails.

Ces faits nous prouvent donc que la cautérisation
n'est pas seulement efficace dans les ophthalmies spécifiques, mais encore qu'elle jouit de la même efficacité dans tous les genres d'ophthalmies aiguës. Cependant nous sommes bien loin de conseiller son application dans tous les cas ainsi que le propose M. Bernard.
Nous pensons qu'on ne doit recourir à cette méthode que
dans les affections oculaires qui ont résisté au collyre
et dans lesquelles les antiphlogistiques et les dérivatifs ont été reconnus insuffisants. Cependant il ne faut
pas attendre que la cornée soit profondément compromise, mais aussitôt qn'on voit la transparence de cette
membrane s'altérer le moindrement, et cela malgré le
traitement déjà mis en usage, nous croyons qu'on
ne doit plus balancer et qu'il faut se hâter de cauté-

riser la surface interne des paupières, attendu que cette médication énergique, ainsi que M. le professeur Alquié en rapporte une observation, peut garantir l'œil d'une désorganisation certaine.

Nous avons posé en principe, que toutes les fois qu'on avait affaire à une ophthalmie aiguë grave, le nitrate d'argent devait être préféré au sulfate de cuivre, et que réciproquement, toutes les fois qu'il s'agissait d'une ophthalmie chronique, celui-ci devait prendre la place du premier caustique.

Cette règle souffre quelques exceptions. Il existe en effet quelques ophthalmies chroniques telles que la blépharite exulcéreuse, la blépharite granuleuse, où la cautérisation avec le nitrate d'argent doit mériter la préférence. En pareil cas la conjonctive palpébrale est toujours épaissie, fongueuse, couverte de granulations plus ou moins dures et volumineuses. Le but qu'on se propose est donc de détruire ces fongosités, de réprimer ces granulations qui, par leur forme et leur volume ressemblent à des végétations charnues. Pour cela il faut un caustique qui, comme la pierre infernale, puisse produire une déperdition de substance, une *escharre*, et le caustique devient lui-même quelquefois insuffisant quand la maladie est ancienne et l'épaississement de la conjonctive considérable. Alors on est forcé de recourir à l'excision seule ou combinée à la cautérisation.

D'après tout ce que nous venons de dire sur le nitrate d'argent, nous pouvons donc conclure :

1° Que cet agent est un des meilleurs topiques que l'on puisse opposer à plusieurs catégories d'inflammations aiguës des yeux et des paupières ;

2° Que c'est sous forme de collyre qu'il doit être usité dans la blépharite, la conjonctivite, la conjonctivo-kératite simple et légère ;

3° Que c'est au contraire sous forme de caustique qu'on doit s'en servir dans les conjonctivites purulentes , les conjonctivites blennorrhagiques , et dans tous les genres d'ophthalmies aiguës graves où il est manifestement reconnu que tous les autres moyens sont insuffisants ;

4° Enfin qu'on doit le préférer au sulfate de cuivre dans certaines formes de blépharites chroniques avec épaississement , ulcération , et granulation de la conjonctive palpébrale.

§ IX.

Dans quelles formes d'ophthalmies doit-on employer la cautérisation avec le sulfate de cuivre ?

Nous avons déjà répondu à cette question et

nous avons dit qu'on devait recourir à cette médication dans toutes les ophthalmies anciennes et progressives qui avaient résisté au collyre cuprin. L'expérience nous a prouvé que dans l'epèce, cette méthode était la plus sûre, la plus efficace et la plus rapidement suivie de succès Nous préférons ici le sulfate de cuivre à l'azotate d'argent parce qu'il est plus doux, plus maniable, qu'il est plus facile d'en mesurer et d'en graduer les effets, et que la manière dont il modifie les tissus avec lesquels on le met en contact est plus en rapport et offre plus d'analogie avec la nature de la phlegmasie qu'on veut guérir.

Les affections oculaires où cette cautérisation nous rend d'immenses et d'incomparables services sont : l'ophthalmie dite scrofuleuse et celle que les auteurs ont décrite sous le nom de catarrho-rhumatique.

§ X.

De la Cautérisation dans l'ophthalmie dite scrofuleuse.

Une vérité dont nous sommes maintenant profondément convaincu, c'est qu'on ne guérit pas l'ophthalmie scrofuleuse par les moyens généraux. « Ainsi, dit le D[r]. Lepelletier de la Sarthe, les antiphlogistiques les mieux combinés, les dérivatifs les plus énergiques, tous les agents spécifiques ou réputés tels, échouent presque toujours en présence de cette redoutable maladie, et toutes ces médications, il faut bien le dire, ne produisent en résultat que des souffrances, l'épuisement du malade et la perte irréparable d'un temps précieux ; l'altération locale fait des progrès et la cornée devient successivement le siége de nubécule, de nuage, d'ulcération, de ramollissement, de staphylôme quelquefois avec dégénération carcinomateuse du globe oculaire, dans tous les cas avec perversion et même avec destruction entière de la vision. » Cependant et nous ne craignons pas de le dire hautement, tous ces graves symptômes sont conjurés par la *cautérisation seule* pratiquée avec le sulfate de cuivre et d'après les règles que nous avons indiquées plus haut.

Cette pratique qui est suivie à l'institution médicale de la grande Trappe depuis plus de quinze ans, et que nous n'avons adoptée nous-même qu'après en avoir reconnu les excellents effets, doit donc mériter la plus grande confiance. Quant à nous, nous sommes tellement persuadé de son efficacité, que nous assurons de leur guérison tous les malades qui veulent bien s'y soumettre. Celle-ci a lieu en effet quinze à vingt jours après l'opération.

Dans les observations qui vont suivre et auxquelles nous pourrions en ajouter beaucoup d'autres, on va voir du reste comment les choses se passent ordinairement.

Iʳᵉ Observation. — Un jeune homme de 18 ans environ, teint pâle et décoloré, visage bouffi, présentant des croûtes au nez et à la lèvre supérieure, était atteint d'une kérato-conjonctivite qui affectait les deux yeux, et que les médecins de sa localité avaient traitée sans succès par les saignées générales et locales, les dérivatifs, les révulsifs etc. Lorsqu'il vint nous trouver, il avait encore un vésicatoire à chaque bras et un autre à la nuque. Voici quel était l'état des yeux : les paupières étaient boursoufllées et œdémateuses ; en les entr'ouvrant, on remarquait un anneau radié autour de la cornée qui était légèrement nébuleuse, sans présenter de taie ni d'ulcération. Il y avait de la photophobie et de la sécrétion muqueuse, et le malade éprouvait de la douleur de tête et une sensation de gravier dans l'œil quand il remuait les paupières. Comme il était indigent , nous le reçûmes dans notre hospice où il fut traité pendant quelques jours, sans amendement notable, par la solution au sulfate de cuivre à 0°,25 centigr. de sel pour 30 grammes de véhicule. Nous le cautérisâmes donc suivant notre méthode ordinaire, et il sortit quinze jours après, radicalement guéri.

II. Un enfant de douze ans nous fut conduit par son père, pour une ophthalmie double qui datait depuis l'âge de deux ans. Il s'agissait d'une kératite avec taie. Le petit malade voyait à peine à se conduire. Nous le cautérisâmes fortement, et sous l'influence de cette médication nous obtînmes une amélioration notable. Mais la maladie revint au bout de six semaines ; une nouvelle cautérisation fut pratiquée, qui eut le même résultat. Depuis, nous n'avons pas revu le malade.

III Une petite fille de deux ans pâle, affaiblie, ayant des croûtes au nez et des engorgements glanduleux autour du cou, nous fut apportée pour une maladie d'yeux, qui existait déjà depuis plusieurs mois. Etat actuel : larmoiement continuel avec excoriation de la face cutanée des paupières, photophobie très-développée , flexion de la tête sur la poitrine, contraction tellement forte des orbiculaires qu'il nous est presque impossible d'examiner l'état des yeux. Nous parvînmes cependant à les entre'ouvrir un peu, et nous constatâmes que la cornée avait encore conservé sa transparence. Voici quelle fut notre prescription :

Collyre de cuivre à 25 centig. pour 30 grâm. d'eau distillée — Collyre de belladone à 2 grâm.

d'extrait sur 125 grâm. d'eau de roses. On instillera
une goutte de chaque, matin et soir, entre les paupières et à une demi-heure d'intervalle. On maintiendra aussi appliquée sur les yeux une compresse
imbibée de la solution de belladone.

Outre cela, pour modifier l'état général qui paraissait très-mauvais, nous conseillâmes le sirop tonique
suivant, à prendre une cuillerée à café matin, midi
et soir.

Pr. Sirop de quinquina
Sirop de rhubarbe
Sirop de gomme
Vin de malaga } 60 grammes.

On doit supprimer aussi le vésicatoire du cou et
celui du bras.

Aprés un mois de ce traitement, on nous ramena
la petite malade. L'état général était meilleur, et la
photophobie beaucoup moindre. Néammoins les yeux
étaient toujours rouges et larmoyants, et il existait à
droite une petite ulcération sur la cornée, que nous
n'avions pas aperçue lors de notre premier examen.
Nous proposâmes alors la cautérisation qui fut accep-
tée et pratiquée le même jour . Quelque temps après
on nous écrivit pour nous annoncer la guérison qui,
cette fois, était radicale.

Lorsqu'on pratique la cautérisation chez les enfants, on doit les faire tenir solidement par des aides, et malgré cela on a toujours de grandes difficultés à surmonter. Cependant on en vient facilement à bout quand une fois on a l'habitude de cette opération. Le manuel opératoire est identiquement le même que celui que nous avons décrit précédemment.

IV. Un autre enfant de six ans offre l'état suivant : ophthalmie double avec nubécule à droite et taie beaucoup plus étendue et plus prononcée à gauche. L'œil de ce côté est cautérisé, un collyre de cuivre est prescrit pour l'autre. Trois semaines après, on nous fit savoir par lettre que l'œil opéré allait mieux, que l'enfant commençait à en voir clair. Quant à l'autre, on y instillait régulièrement matin et soir une à deux gouttes du collyre, et la tache diminuait visiblement.

Nous avons revu le malade plusieurs mois après et la guérison était parfaite, sauf une petite taie qui était restée sur l'œil gauche et qui ne gênait que fort peu les fonctions visuelles.

V. Une jeune fille, 19 ans, chlorotique, vint nous consulter pour une kératite à droite, qui existait depuis plus de six mois. La conjonctive oculo-palpébrale n'offrait que peu de rougeur, et l'anneau péricornéal était peu apparent et d'un rouge pâle, la cornée avait perdu de sa transparence, il existait de la sensibilité de l'œil pour la lumière et la sécrétion muqueuse était notablement augmentée. Le traitement avait consisté jusque là dans les antiphlogistiques, saignées du bras, sangsues à la vulve et à la face interne des cuisses, vésicatoire au bras et à la nuque, purgatifs. Tous ces moyens n'avaient fait qu'affaiblir et qu'épuiser la malade. Comme elle avait hâte de guérir, nous lui conseillâmes la cautérisation comme un moyen sûr de la débarasser de son ophthalmie dans moins de vingt jours. Elle s'y soumit avec empressement. Pour combattre la chlorose, nous prescrivîmes les poudres suivantes.

Pr. Sous carbonate de fer, ... 20 grammes ;
Poudre de racine d'aunée, ... 12 grammes ;
Aloès, ... 3 grammes ;

Mêlez et divisez en vingt paquets égaux.

Un paquet par jour en trois fois.

Cette jeune fille revint nous voir au bout de six semaines. C'était pour nous remercier, nous dit-elle, car elle était bien guérie. Elle avait repris de la fraîcheur et de l'embonpoint.

VI. Un jeune homme, constitution scrofuleuse, tisserand, fut reçu à notre hospice pour une kératite éruptive, c'est-à-dire que l'on apercevait à la circonférence de la cornée de l'œil droit, une petite élévation d'un blanc grisâtre et du volume d'un grain de millet. La conjonctive oculaire était sillonnée de vaisseaux variqueux dont quelques uns venaient se rendre à la pustule ; Il y avait aussi beaucoup de larmoiement, de la photophobie et de la douleur circumorbitaire. L'œil fut cautérisé. Forcé sur ces entrefaites de faire une absence de plusieurs jours, on m'écrivit : Le jeune homme que vous avez reçu à l'hospice est parti quelques jours après vous *parfaitement guéri*, sauf récidive. J'ai à vous dire aussi que la petite pustule que vous aviez remarquée s'est dissipée avant son départ, sans qu'il en restât trace. Il a néanmoins emporté un collyre de cuivre pour le besoin.

Ceci m'était écrit par un médecin homœopathe qui n'avait qu'une confiance très-modérée dans la cautérisation. Il croyait mieux faire avec ses globules, et surtout il avait la prétention de guérir plus sûrement et sans récidive.

VII. Un jeune homme âgé de 16 ans, appartenant à une famille aisée, tempérament lymphatique, ayant cependant toujours joui d'une assez bonne santé, fut obligé d'interrompre le cours de ses études pour cause

d'une ophthalmie double qui existait depuis plus de
deux ans et contre laquelle tous les moyens généraux
avaient été successivement employés sans résultat sa-
tisfaisant. La famille désespérée par tous ces insuccès,
nous le fit conduire, et nous pûmes constater l'état
suivant : Photophobie légère, anneau péricornéal peu
apparent, injection de la conjonctive oculo-palpébrale ;
sur la surface muqueuse des paupières, cette injection
existait sous forme de plaques d'un rouge pâle, on
y observait aussi ça et là quelques granulations. — Vu
la ténacité et l'ancienneté de la maladie, nous conseillâmes la cautérisation. Ce mot effraya le malade
qui était timide et pusillanime, et rien ne put le faire
consentir à s'y soumettre. Nous lui donnâmes alors
un collyre de cuivre dont nous espérions peu d'effet.
Il revint nous voir au bout d'un mois. Ses yeux
étaient à peu près dans le même état ; nous les cautérisâmes cette fois et nous annonçâmes la guérison au
bout de vingt jours environ ; mais elle se fit attendre
près de six semaines. Depuis, elle ne s'est pas dé-
mentie.

VIII. Une demoiselle de 17 ans, était atteinte d'une
kératite à gauche, avec taie déjà très-apparente.
L'autre œil était affecté de la même maladie, mais à
un degré moindre. L'œil gauche fut cautérisé, et un

collyre de cuivre et un autre de belladone furent pres-
crits pour l'œil droit. Un mois après son père m'é-
crivit : Vous avez cautérisé, il y a quatre semaines,
l'œil gauche de ma fille, dont elle ne voyait plus clair.
Maintenant cet œil va bien mieux et elle en voit parfaitement. Cependant quand on le regarde de près on
aperçoit encore sur sa surface un léger brouillard, et
je viens vous demander si l'on ne pourrait pas se
servir du collyre prescrit pour l'autre œil qui est bien
guéri, pour faire disparaître cette tache.

IX. Une jeune femme, 20 ans, pâle, amaigrie,
chlorotique, mariée depuis un an et demi, a eu un
enfant il y a trois mois. Cinq semaines après son
accouchement, elle a été prise d'une ophthalmie à
droite. Un mois après, l'autre œil est devenu malade
à son tour. Un collyre a été prescrit, qui n'a produit
aucun effet ; on a mis alors au cou un vésicatoire qui
a été entretenu pendant six semaines, un autre a été
appliqué au bras qui tire encore. Tous ces moyens
n'ont été suivis d'aucune amélioration. Lorsque la
malade vint nous consulter, elle voyait à peine à se
conduire. La cornée transparente était presque opaque ;
outre cela on constatait : injection de la conjonctive
oculaire, état granulé de la conjonctive palpébrale,
sensibilité des yeux à la lumière modérée, douleurs
temporales et sus-orbitaires.

Nous cautérisâmes les yeux et à partir de là, tous les symptômes signalés plus haut commmencèrent à diminuer d'une manière remarquable ; vingt jours après, la cornée avait repris toute sa transparence et la vision était presque entièrement rétablie.

Enfin nous n'en finirions pas si nous voulions rapporter même succintement toutes les observations qui nous sont propres, de guérison d'ophthalmies scrofuleuses, traitées par la cautérisation de la muqueuse palpébrale avec le cristal de sulfate de cuivre. En même temps que nous y avons recours, nous prescrivons aux malades une alimentation fortifiante, l'usage des viandes noires grillées, l'exercice au grand air, à la campagne. Mais nous proscrivons toujours comme nuisibles ou inutiles, les saignées, les sangsues, les vésicatoires, les purgatifs, toutes les tisanes dépuratives, les anti-scrofuleux, etc.

Au reste, ainsi que nous l'avons constaté maintes fois, l'état général s'améliore très-rapidement quand une fois la maladie des yeux à disparu. Les sujets reprennent alors presque à vu d'œil, des forces, de la fraîcheur et de l'embonpoint. Et cela doit être, car l'ophthalmie scrofuleuse s'accompagne presque toujours de photophobie, de douleurs temporales et frontales, d'insomnie, etc. et sous l'influence de cet état

de souffrances presque continuelles, les digestions
se troublent, l'appétit se perd, les forces diminuent ;
il survient de la fièvre lente, de l'amaigrissement,
le visage se décolore et prend une teinte comme plom-
bée, etc. Or, le meilleur moyen de mettre fin à
tous ces symptômes, c'est de guérir l'ophthalmie
qui en est la cause déterminante ; aussi les voyons-
nous promptement disparaître quand celle-ci a été
détruite sur place par le traitement local.

Un autre avantage de la cautérisation, c'est de
faire cesser l'inflammation croûteuse de la muqueuse
nasale, qui est si commune dans l'ophthalmie scrofuleuse dont elle n'est pour ainsi dire que l'extension.
Car, contrairement à une opinion émise par un chirurgien distingué de Tours, nous pensons que la
phlogose nasale est consécutive à l'affection oculaire ;
de sorte qu'en guérissant la maladie primitive on
triomphe en même temps de la rhinite chronique
qui est causée ou entretenue par elle. En supposant
même que ces deux affections soient tout-à-fait indépendantes l'une de l'autre, on conçoit encore que
la cautérisation de la conjonctive palpébrale peut guérir aussi la phlegmasie de la pituitaire ; car pendant
la durée de l'opération, quelques parcelles du caustique non décomposées s'introduisent toujours dans le

sac lacrymal et dans le canal nasal ; elles se trouvent ainsi directement en contact avec les surfaces phlogosées quelles modifient et qu'elles mettent dans les conditions les plus favorables à leur guérison.

De tous ces faits et de tout ce que nous venons de dire sur l'ophthalmie scrofuleuse, il résulte que pour nous, il est de la dernière évidence que le meilleur traitement de cette redoutable maladie est le traitement local, le seul qui guérisse sûrement et constamment ; c'est là, nous le répétons, notre conviction la plus intime et la plus inébranlable.

§ XI.

De la Cautérisation dans l'ophthalmie catarrho-rhumatique.

Nous avons dit que nous employions aussi avec beaucoup de succès la cautérisation avec le sulfate de cuivre dans l'ophthalmie catarrho-rhumatismale. Cette affection est caractérisée, comme on sait, par l'inflammation simultanée de la conjonctive et de la sclérotique. Elle se complique assez souvent d'iritis ou de kératite, et les trois premières observations qui vont suivre nous offrent trois exemples de cette dernière complication, qui est toujours très-grave, puisqu'elle

4

peut entraîner l'opacité de la cornée, son ulcération, sa perforation.

Ire OBSERV. — Une dame, âgée de 45 ans, vint nous consulter pour une ophthalmie double, qui existait depuis plus de deux mois. Voici ce que nous observâmes : larmoiement presque continuel, vive sensibilité des yeux au contact de la lumière, injection très-prononcée de la conjonctive oculo-palpébrale avec épaississement de cette membrane qui est d'un rouge cinabre ; l'injection scléroticale est peu visible ; suffusion de la cornée qui ne présente cependant aucune ulcération. La vision est presque abolie et la malade ne distingue plus les objets que d'une manière confuse et comme à travers un épais brouillard. Il existait aussi de la douleur dont le siége très-variable s'établissait le plus souvent aux tempes et au fond de l'orbite ; insomnie presque continuelle depuis le début de la maladie.

Vu l'inutilité et l'insuffisance des nombreuses médications qui avaient été mises en pratique jusqu'à ce jour, nous fîmes la cautérisation, et quelques jours après nous reçûmes la lettre suivante : « L'opération que vous avez faite à ma femme il y a dix jours, a produit bon effet. Ses yeux sont moins enflammés et depuis deux jours elle commence à en voir pas mal. Ses souffrances bien que grandes encore ont cependant beaucoup diminué ; les yeux supportent aussi plus facilement l'éclat de la lumière , etc. » Quelques temps après nous reçûmes une nouvelle lettre dans laquelle on nous annonçait le rétablissement complet de cette malade.

IIᵉ OBSERV. — Un homme de 47 ans , cultivateur, était atteint depuis trois mois d'une ophthalmie à droite , pour laquelle il avait déjà subi plusieurs traitements, tels que saignées, sangsues , tant à l'anus qu'à la tempe, vésicatoires, purgatifs et collyres de toute espèce, et tout cela sans avoir éprouvé aucun soulagement. L'examen de l'œil nous fit reconnaître une injection réticulée de la conjonctive qui est épaissie, lâche et infiltrée d'une petite quantité de sérosité. La cornée n'est pas ulcérée , mais elle présente une suffusion très-sensible qui occupe principalement la circonférence de cette membrane sous forme d'un anneau blanchâtre ; la pupille est peu contractile ; il existe aussi de la photophobie , du larmoiement et de la douleur de tête. — Nous cautérisâmes énergiquement la muqueuse palpébrale avec le sulfate de cuivre.

— Quinze jours après, amélioration très-sensible , et le malade se croit guérit, mais la maladie revint au bout de trois semaines ; une nouvelle cautérisation est pratiquée. Depuis, nous avons perdu le malade de vue.

IIIᵉ Observ. Une femme âgée de 49 ans, a mal à un œil depuis cinq mois. Elle consulta, au bout de deux mois, son médecin, qui lui prescrivit deux sangsues à la tempe, suivies de l'application d'un petit vésicatoire au dessus du sourcil, puis des lotions plusieurs fois par jour avec l'eau de plantain ; ce traitement ne fit qu'augmenter le mal. La malade renonça alors à faire des remèdes, et ce n'est que trois mois après et lorsque la vision fut notablement compromise, qu'on lui donna le conseil de venir nous voir. Voici dans quel état se trouvait son œil :

Blépharite avec quelques granulations ; injection réticulée de la conjonctive oculaire ; anneau péricornéal avec trouble de la cornée qui présente deux petites ulcérations dont l'une est presque centrale ; sécrétion muqueuse abondante, photophobie, douleurs frontales qui se font sentir principalement la nuit. — Cautérisation. Trois semaines après, nous reçûmes la réponse suivante :

« Comme vous l'aviez prévu, l'œil a beaucoup enflé, mais ce n'a été l'affaire que de quelques jours ; il a pleuré beaucoup et j'ai éprouvé du soulagement. Je ne souffre plus. Je commence à en voir un peu. Mais je n'aperçois encore les objets qu'à travers un brouillard. »

Cette femme est revenue nous voir six semaines plus tard. Il existait encore un peu de rougeur de la conjonctive. La cornée présentait aussi une petite tache qui s'avançait un peu vers son centre. Notre dernière prescription s'est bornée à un collyre de cuivre et à un autre de belladone.

IVᵉ OBSERV. Un homme de 43 ans, fut pris, il y a six mois, d'une ophthalmie à droite. Il consulta aussitôt son médecin qui lui fit une saignée du bras et lui ordonnna douze sangsues à la tempe et une purgation. Sous l'influence de cette médication, soulagement notable. Deux mois après l'autre œil devint malade ; même traitement, même soulagement. Au bout de huit jours, l'inflammation se reveilla dans l'œil droit. Toujours même médication, et pendant qu'on croyait la phlegmasie éteinte dans cet œil elle reparût dans le gauche. Depuis lors elle a continué à passer d'un œil à un autre tous les huit à dix jours environ, et chaque recrudescence a été combattue par la saignée, les sangsues et les purgatifs ; de sorte que, quand le malade vint nous consulter, on l'avait saigné dix fois, il avait pris douze médecines et on lui avait appliqué plus de 80 sangsues. Voici quel était l'état des yeux qui étaient alors enflammés tous les deux à peu près au même degré : rougeur et vascu-

larisation de la conjonctive oculo-palpébrale dont
quelques vaisseaux dilatés s'avancent sur la cornée
transparente et se prolongent assez loin sur cette membrane ; on en observe principalement à sa partie supérieure. Injection scléroticale peu apparente. La cornée
est légèrement nébuleuse. La sensibilité des yeux à
la lumière n'est pas très-vive. Les paupières sont
épaissies et rouges sur leur face externe. La sécrétion
muqueuse est augmentée, et le produit de cette sécrétion est clair, limpide et transparent. — La cautérisation est pratiquée d'après notre méthode ordinaire.
24 heures après, soulagement marqué — La douleur
temporale et sus-orbitaire, qui était très-vive, a
complétement disparu. Le mieux augmente graduellement chaque jour, et au bout de dix jours, les yeux
étaient revenus à leur état normal. Depuis, la guérison est restée solide et durable.

Vᵉ Oservat. Un homme âgé de 38 ans, nous
consulte pour une ophthalmie à droite, qui existait
depuis 18 jours. Il s'agissait encore d'une conjonctivo-
sclérotite compliquée de kératite. La conjonctive
oculaire présente une injection très-intense, principalement au pourtour de la cornée qui offre elle-même
une diffusion très-prononcée, principalement à sa
partie supérieure où elle est entièrement opaque.

Outre cela il existe de l'épiphora, de la douleur de
tête et de l'insomnie depuis le commencement de la
maladie. Une saignée avait été pratiquée tout-à-fait
au début, sans amener de soulagement. Nous cauté-
risons, et 12 jours après tout était rentré dans l'ordre.

§ XII.

Des effets thérapeutiques de la cautérisation.

D'après tous ces faits et beaucoup d'autres que
nous ne rapportons pas à cause de l'identité des
détails, on peut se faire une idée des effets avanta-
geux de la cautérisation dans deux maladies pourtant
fort graves : l'ophthalmie scrofuleuse et l'ophthalmie
catarrho-rhumatique. Ces effets ont une frappante
ressemblance avec ceux qui ont été observés après
l'application des vésicatoires sur la face cutanée des
paupières et qui ont été décrits par M. Velpeau avec
beaucoup d'exactitude et de précision. Nous les rapportons ici parcequ'ils s'appliquent parfaitement à la
cautérisation et nous paraissent être la traduction
fidèle de tout ce qu'on observe sous l'influence de
cette bienfaisante médication.

Ainsi lorsque la douleur et le gonflement, suites
de l'opération, ont en partie disparu, et qu'il est

devenu possible d'entr'ouvrir les paupières, on constate :

1°. Que la photophobie et le larmoiement sont moindres ;

2°. Qu'il en est de même de la rougeur et de l'épaississement de la conjonctive oculaire ;

3°. Que les ulcères ont une tendance à se déterger, à se mondifier ;

4°. Que le trouble, la suffusion de la cornée et de l'humeur aqueuse commencent à diminuer, ou au moins qu'ils n'ont pas fait de progrès ;

5°. Que la même chose a lieu pour la suppuration et les épanchements de matière purulente ou de lymphe concrescible ;

6°. Que l'état général du sujet s'est amélioré et que tous les symptômes de réaction se sont amoindris.

Le plus remarquable et le plus important tout à la fois de tous ces changements, est celui qui concerne le trouble des milieux transparents de l'œil. Sous l'influence de la cautérisation, ce trouble diminue d'une manière véritablement surprenante ; que la lymphe soit déposée au fond d'un ulcère, dans l'épaisseur de la cornée, épanchée sous forme d'hypopion commençant ou d'onglet dans la chambre antérieure ; qu'elle soit rassemblée en masse ou en plaques, elle ne s'en dissout pas moins comme par enchantement.

Un autre effet presque aussi constant que le précédent est l'extinction de la phlegmasie dans la conjonctive, puis dans la cornée. La crainte de la lumière et l'écoulement des larmes diminuent dans la même progression. En général la résolution des symptômes phlegmasiques commence trois à quatre jours après la cautérisation. L'amélioration augmente ensuite graduellement chaque jour jusqu'au quinzième, époque à laquelle la guérison est ordinairement complète.

Immédiatement après la cautérisation, nous recouvrons les yeux d'un bandeau et nous conseillons au malade de les soustraire ainsi à l'action de la lumière pendant huit à dix jours. Le pansement consécutif est fort simple et il se borne à laver les yeux matin et soir avec un peu d'eau tiède. Pendant les premiers jours qui suivent l'opération et lorsqu'il existe beaucoup de gonflement, nous conseillons encore au malade de tirer de temps en temps sur la paupière inférieure pour faire couler les larmes.

CHAPITRE II.

DE L'ACÉTATE DE PLOMB.

L'acétate de plomb liquide ou cristallisé est sans contredit un des agents anti-ophthalmiques les plus usités. Dissous dans l'eau, il est employé presque indistinctement dans toutes les phlegmasies oculaires aiguës ou chroniques. Puisque son usage est si répandu, il mérite donc que nous l'étudiions d'une manière spéciale. Cette étude ne sera pas stérile, car elle nous apprendra comment et dans quelles circonstances nous devons l'administrer.

§ Ier.

Différence d'action de l'acétate de plomb, suivant que son application est continue ou momentanée.

Les préparations saturnines sont employées en médecine à titre d'astringents : elles jouissent donc de toutes les propriétés qu'on attribue aux substances

astringentes en général. Or, les effets généraux que
produisent celles-ci sont essentiellement différents,
selon que leur application avec les tissus a été de
longue ou de courte durée.

Dans le premier cas, on observe une série de phénomènes dont les principaux sont une astriction et un
resserrement des vaisseaux, avec pâleur et refroidisse-
ment, puis sensation de constriction et de raideur
dans la partie sur laquelle ces substances sont appliquées d'une manière continue.

Dans le second cas, c'est-à-dire lorsque le contact
n'a duré que peu d'instants, des phénomènes con-
traires à ceux que nous venons de décrire ne tardent
pas à se développer, et on observe un mouvement
réactionnaire plus ou moins énergique et qui est
annoncé par de la rougeur, de la chaleur et une
augmentation de sensibilité.

§ II.

L'acétate de plomb peut agir comme irritant.

D'après ce qui précéde, supposons qu'on instille
dans un œil enflammé une à deux gouttes du collyre
à l'acétate de plomb, et voyons ce qui va se passer.
L'effet immédiat de cette instillation est de produire

dans les vaisseaux phlogosés une astriction ; mais à ce phénomène succède presque aussitôt un mouvement fluxionnaire, ainsi que l'indiquent la rougeur, la douleur, et le larmoiement qui augmentent d'une manière sensible après l'action *tonique*.

En pareil cas, et contrairement à ce qu'on pense habituellement, l'acétate de plomb n'agit donc pas comme astringent, mais bien à la manière des agents irritants, c'est-à-dire en déterminant médiatement dans l'œil une phlegmasie qui se substitue et prend la place de la phlegmasie déjà existante. On voit donc que dans l'espèce, son mode d'action ne diffère point de celui du nitrate d'argent ou du sulfate de cuivre, et que toutes les fois qu'on voudra faire naître une irritation, ceux-ci devront toujours lui être préférés, parceque leurs effets sont plus directs et plus sûrs et qu'ils satisfont beaucoup mieux à toutes les indications qu'on peut alors se proposer de remplir.

§ III.

Associé à l'opium, l'acétate de plomb employé à titre d'astringent peut constituer un excellent moyen de faire avorter certaines ophthalmies naissantes et EXTERNES.

Nous avons vu que si l'application de l'acétate de

plomb est continuée pendant longtemps et sans inter-
ruption, des phénomènes véritablement astrictifs se
manifestent bientôt, et ces phénomènes, ainsi que
nous allons le faire voir, peuvent rencontrer d'utiles
applications thérapeutiques. Mais pour bien com-
prendre l'emploi que nous proposons d'en faire à
certaines formes d'ophthalmies naissantes, il nous
paraît nécessaire de jeter ici un rapide coup d'œil
sur les causes prochaines des phlegmasies en général.

L'opinion la plus communément reçue aujour-
d'hui, c'est que l'inflammation est le résultat d'une
irritation : *Ibi dolor, ubi fluxus*, a dit le père de la
médecine. Le phénomène douleur est donc ici l'élément initial et la condition première et *sine quâ non*
du mouvement fluxionnaire. Mais bientôt l'effet devient cause à son tour et une occasion d'entretien et
de retour pour le *stimulus*.

On conçoit donc que pour faire cesser l'inflammation, il faut satisfaire à une double indication à la
fois, c'est-à-dire qu'il faut détruire le *stimulus* et
faire disparaître le *fluxus*.

L'opium satisfait merveilleusement à la première
condition du problème, et nous essaierons de le
démontrer quand nous étudierons les propriétés de ce
précieux médicament au point de vue de l'ophtha'-

mologie. Cet agent est , en effet, le remède par
excellence de la douleur. Employé seul, il suffit même
quelquefois pour faire avorter certaines phlegmasies ; mais alors il faut qu'il soit administré tout-à-
fait au début de la phlogose, ou à une époque extrêmement rapprochée de sa naissance.

Pour remplir la seconde indication, nous conseillons l'acétate de plomb administré d'une manière
soutenue et méthodique. Il exerce ainsi une action
directe sur la fluxion , en repoussant loin de l'organe
affecté le courant morbide du sang. Mais pour retirer
de son application tout le bénéfice possible, il est
nécessaire de la prolonger jusqu'à ce qu'il soit présu-
mable que la fluxion est conjurée pour toujours ; sans
cette précaution, on courrait risque d'agir contre ses
intentions, en prêtant des forces au mal qu'on voulait
réprimer.

En combinant donc l'opium et l'acétate de plomb,
nous aurons ainsi un remède à double effet, et qui
sera d'une extrême puissance et d'une grande efficacité pour combattre certaines phlegmasies naissantes
et superficielles.

Certaines affections oculaires se présentent souvent
avec ces deux conditions. Telles sont, par exemple,
la conjonctivite palpébrale, la conjonctivite oculaire,
la kérato-conjonctivite, etc.

Voici sous quelle forme et d'après quelles règles nous pensons qu'il conviendrait de faire usage de ce nouveau traitement :

Pr. Extrait aq. Thébaïque . . . . . 1 gramme,
    Acétate de plomb liquide . . . . . 4 grammes,
    Eau de roses. . . . . 125 grammes ;
            f. s. a. un collyre.

Mode d'administration. On maintiendra, appliquées sur la face externe des paupières, des compresses imbibées de cette liqueur, et qu'on renouvellera aussitôt qu'elles commenceront à se dessécher. Ce collyre devra être employé tiède, pour éviter toute espèce de réaction. Si on l'employait froid, on devrait renouveler les compresses au moins toutes les dix minutes ; mais ces applications réitérées finissent toujours par fatiguer les malades. Il va s'en dire qu'on prendra aussi toutes les précautions possibles pour qu'il n'entre point de collyre dans les yeux. Ce traitement devra être continué pendant quelques jours de suite, c'est-à-dire jusqu'à ce que la phlegmasie ait complétement disparu.

§ IV.

L'acétate de plomb peut être très-utile dans certains cas d'ophthalmies traumatiques.

Nous l'administrons alors à titre d'astringent et

de léger résolutif. Voici la formule d'après laquelle nous l'employons habituellement :

Acétate de plomb liquide . . . 2 grammes,

Eau de roses . . . . . . 125 grammes ;

On maintient sur la face cutanée des paupières, une compresse imbibée de cette solution.

Usage. Dans l'ecchymose des paupières, l'épanchement sous-conjonctival, les contusions de la cornée, et dans certaines formes de conjonctivites qui se sont développées à la suite d'une violence externe.

Voici un cas de conjonctivite traumatique où l'acétate de plomb a obtenu un plein succès.

Un garde en passant dans un bois eu l'œil gauche cinglé par une branche d'arbre. A la suite de cette légère contusion, l'œil rougit, s'enflamma et devint douloureux. Ce malade consulta d'abord son médecin ordinaire qui lui conseilla des compresses froides et, plus tard, l'usage d'un collyre irritant; comme l'ophthalmie n'en continuait pas moins sa marche, il vint nous consulter un mois après son accident. Nous reconnûmes qu'il s'agissait d'une conjonctivite simple que nous combattîmes par le collyre ci-dessus formulé. Quelques jours après, ce malade était parfaitement guéri.

5

CHAPITRE III.

DE L'OPIUM.

§ Ier.

Ses effets sur l'iris.

Administré à dose narcotique, l'opium détermine toujours un resserrement des pupilles. Ce phénomène doit donc le faire exclure du traitement de toutes les ophthalmies qui s'accompagnent d'une vive sensibilité des yeux à la lumière. Car nous pensons, avec MM. Cade et A. Bérard, que la photophobie est le résultat du tiraillement exercé par l'iris resté contractile, sur le ligament ciliaire enflammé et congestionné ; aussi un excellent moyen de faire cesser cette affection , c'est de frapper l'iris d'immobilité en dilatant largement la pupille par la belladone.

Dans l'inflammation du tissus propre de l'iris, l'emploi de l'opium est encore contre-indiqué, parcequ'il augmente, ainsi que nous venons de le voir, la tension contractile de cette membrane. Dans l'espèce, on doit donc lui préférer la belladone, dont l'un des principaux effets est de détendre au contraire et de relâcher ce plan musculeux.

§ II.

Dans quelles formes d'ophthalmies l'opium est-il indiqué ?

Sauf les deux exceptions que nous venons de signaler, les préparations opiacées sont d'un très-grand secours dans le traitement de toutes les ophthalmies douloureuses. « La douleur, disent M.M. Trousseau et Pidoux, dans leur excellent livre de thérapeutique et de matière médicale, est ordinairement soulagée par l'opium, quelle qu'en soit d'ailleurs la cause, non que le mal lui-même soit toujours calmé, mais bien parceque le cerveau devient inapte à recevoir la sensation douloureuse et pourtant l'action de l'opium est mixte : appliqué localement, il engourdit la sensibilité des nerfs de la partie, sans influencer le cerveau ; ici, l'action est toute locale. Porté dans le torrent de la circulation, il agit d'une part sur le cerveau dont il engourdit la sensibilité, d'autre part sur les parties douloureuses dans lesquelles il est porté avec le sang. » .

Demangeon employait l'opium avec un grand succès contre toutes les phlegmasies oculaires chroniques douloureuses. Reveillé-Parise suivait la même conduite. Plusieurs praticiens l'ont aussi beaucoup vanté dans l'inflammation du tissu propre de la cornée, ainsi que pour combattre les ulcérations et les taies de cette membrane. On fait alors usage du laudanum pur, dont on instille plusieurs gouttes, matin et soir, entre les paupières. On prétend que ces instillations ont le double avantage de favoriser la cicatrisation de l'ulcère et d'activer l'absorption de la lymphe plastique qui constitue la taie.

§ III.

Efficacité de l'opium pour combattre les douleurs névralgiques consécutives à l'opération de la cataracte.

Nous l'employons, dans ce cas, sous forme de pommade, et nous lui associons généralement l'extrait de belladone d'après la formule suivante ;

> Pr. Extrait aqueux de belladone . . 14 grammes,
> Axonge . . . . 14 grammes,
> Opium . . . . 2 grammes;
> f. s. a. une pommade.

Mode d'administration. — Matin, midi et soir, et

surtout au moment des plus vives douleurs, on fait des frictions sur toutes les parties affectées, avec gros comme une noisette de cette pommade. Chaque friction se fait pendant huit à dix minutes, c'est-à-dire jusqu'à parfaite absorption.

Voici un cas où cette pommade à fait merveille.

Un homme de la campagne avait été opéré de la cataracte par extraction, à l'Hôtel-Dieu de Paris. Une violente inflammation survînt, et les deux yeux se perdirent. Un an après, ce malade vint nous consulter pour une douleur frontale consécutive à l'opération et qu'on avait vainement combattue par la saignée, les vésicatoires, le sulfate de quinine et enfin un séton à la nuque. Nous lui prescrivîmes notre pommade anti-névralgique, et la douleur fut enlevée comme par enchantement dans moins de trois jours.

§ IV.

De l'opium employé comme moyen abortif des ophthalmies naissantes.

En traitant de l'acétate de plomb, nous avons proposé de lui adjoindre l'opium, toutes les fois que nous emploierions celui-là pour faire avorter certaines ophthalmies naissantes et externes. Nous avons vu, en

effet, qu'en combinant ces deux agents, nous obte-
nions ainsi un moyen très-efficace pour combattre les
inflammations récentes et superficielles. « Les phlegmasies, dit le P. Debreyne, sont presque toujours
précédées d'une douleur plus ou moins sensible et très-
variable. Or, en cette matière, ce qui précède est
principe et cause. Donc la douleur ou l'exaltation de
la sensibilité organique est le principe-cause de la
phlegmasie. Détruisez donc cet élément-douleur, et la
phlegmasie devient impossible, faute de stimulus nerveux. Ainsi en ramenant la sensibilité exaltée à
son type physiologique et à sa mesure normale, on
prévient la fluxion sanguine qui ne peut avoir sa raison d'être que dans la stimulation nerveuse. En un
mot on prévient la phlegmasie en vertu de ce fameux
axiôme retourné : *Ubi stimulus ibi fluxus ;* c'est-à-
dire *ubi stimulus deletur, ibi fluxus non nascetur.* »

« Mais qu'on se souvienne bien, dit ailleurs le
même auteur, que l'opium ne peut éteindre que la
douleur purement *vitale,* c'est-à-dire, la douleur ini-
tiale qui précéde la phlegmasie. Il n'a plus de prise
sur la douleur phlegmasique qui n'est qu'une douleur
mécanique déterminée par la compression qu'exerce
le sang sur le lacis nerveux de la partie enflammée. »

On voit donc d'après cela que l'opium employé seul

ne peut être utile que dans des cas tout-à-fait rares et
exceptionnels. Mais il en est autrement quand on lui
associe l'acétate de plomb, car on constitue ainsi,
un très-bon remède pour détruire la douleur primitive
et s'opposer au mouvement fluxionnaire qui lui succède.

§ V.

De l'opium comme moyen de prévenir les accidents consécutifs à l'opération de la cataracte.

L'induction et l'analogie nous ont mis sur la voie
de ce nouveau traitement qui nous à déjà rendu plusieurs services. Voici ce que nous lisons, en effet
dans l'ouvrage de MM. Pidoux et Trousseau, déjà
cité : « La douleur, et même l'appréhension de la
douleur, peuvent chez quelques personnes irritables,
donner lieu à des troubles nerveux et notamment à
un tremblement qui a quelque analogie avec celui des
ivrognes. Ainsi, des opérations bien simples et bien lé-
gères peuvent donner lieu à des accidents de ce genre.
Le cathéterisme est dans ce cas. En semblables con-
jectures l'efficacité de l'opium est incontestable. On
doit prescrire ce médicament quelques heures avant
l'opération, et à des doses modérées, mais telles pour-

tant qu'il y ait un peu de tendance au sommeil.

Mais à la suite des blessures graves et profondes, à la suite des grandes opérations de la chirurgie, on voit trop souvent les malades être pris presque immédiatement de tremblement et de délire. Ces accidents terribles cèdent encore à l'opium, mais le médicament doit alors être donné à des doses proportionnées à la gravité de l'accident et à la susceptibilité du patient. Dès le début, il faut administrer 5 à 10 centigrammes d'opium et répéter cette dose en l'augmentant beau· coup s'il le faut, toutes les demi-heures, jusqu'à ce que le sommeil survienne ; en un mot, il faut agir comme on le fait dans le traitement de la chorée alcoolique. Padioleau, Malgaigne et Maclachlan de Glascow, ont pensé que l'inflammation traumatique qui succède aux grandes opérations chirurgicales consiste, pour ainsi dire, en deux éléments, l'élément nerveux ou la douleur et la fluxion sanguine. Ils ont pensé qu'en paralysant le premier, ils arriveraient, non pas à prévenir l'apparition de l'autre, ce qui est impossible, mais du moins à le modérer et à lui ôter par conséquent son extrême gravité. Ils donnent en conséquence l'extrait aqueux d'opium à doses élevées, 30 à 50 centigrammes, tant que des désordres inflammatoires sont à craindre. Par cette médication ils simplifient singuliérement la suite des opérations et évitent l'erysipèle traumatique et l'inflammation diffuse du tissu cellulaire. »

C'est d'après ces faits et d'après beaucoup d'autres que nous pourrions rapporter, que nous avons été conduit à employer l'opium comme moyen prophylactique des accidents nerveux et inflammatoires qui viennent compliquer d'une manière si fâcheuse l'opération de la cataracte. La méthode que nous suivons en pareil cas, est à peu de chose près la suivante :

Deux heures avant l'opération, le malade prend une pilule d'opium brut, ou d'extrait aqueux thébaïque, de trois centigrammes. Immédiatement après l'opération il en prend une autre, et il continue ainsi toutes les deux heures, jusqu'à ce que le sommeil arrive. En même temps que nous administrons l'opium à l'intérieur, nous faisons faire sur les tempes, sur le front et autour des yeux, des frictions avec la pommade anti-névralgique dont nous avons donné plus haut la formule. Ces frictions se font pendant plusieurs minutes et se répètent trois fois dans les 24 heures. Ce traitement doit être continué pendant trois à quatre jours, c'est-à-dire tant que les accidents inflammatoires sont à redouter. Il va sans dire que si, malgré cette médication préventive et prophylactique, il survient des accidents phlegmasiques, on devra les combattre par les moyens ordinaires, c'est-à-dire les réfrigérants locaux, les saignées générales et locales, les vésicatoires, le calomel, etc.

Les faits que nous avons à citer en faveur de cette méthode sont encore trop peu nombreux pour que nous puissions nous faire une juste idée sur sa valeur et son efficacité, nous la recommandons néanmoins aux praticiens parcequ'elle nous paraît digne de fixer leur attention, en ce qu'elle peut devenir un excellent moyen d'assurer le succés d'une opération dont les résultats sont quelquefois si douteux et si infidèles.

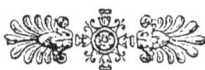

CHAPITRE IV.

DE LA BELLADONE.

§ Ier.

Ses effets sur l'iris.

Lorqu'on instille entre les paupières une à deux gouttes de solution d'extrait aqueux de belladone concentrée et non filtrée, on observe *toujours* au bout de 20 à 30 minutes, lorsque *l'iris est contractile*, une dilatation de la pupille. Ce phénomène se produit encore, lorsqu'on fait des onctions avec l'extrait de la même plante, sur la face cutanée des paupières, sur le front ou sur les tempes, etc. Ingéré dans l'estomac, à la dose de 15 à 20 centigrammes, la dilatation de la pupille est encore constante, et chez les sujets qui sont très-sensibles à l'action de la belladone, on observe quelquefois cette dilatation à des doses extrêmement minimes.

Un fait que nous avons constaté souvent, et qui a été signalé aussi par M. Christison et le Dr Ehlers, c'est que la dilatation qu'on obtient par des applications d'extrait de belladone aux environs de l'œil, ne s'accompagne pas toujours d'un dérangement dans les fonctions visuelles, tandis que la vision est toujours plus ou moins troublée, quelquefois même abolie tout-à-fait, lorsque la belladone introduite à l'intérieur a amené cette dilatation. En pareil cas, nous avons vu aussi des malades qui se plaignaient que leur vue était notablement obscurcie et chez lesquels on ne remarquait cependant aucune augmentation sensible de l'ouverture pupillaire.

Cette propriété que possède la belladone de dilater la pupille a été mise à profit par les chirurgiens dans la plupart des maladies des yeux. Nous allons passer en revue les applications les plus importantes qu'ils en ont faites à l'ophthalmothérapie.

§ II.

Taies centrales.

« Dans cette affection, dit le P. Debreyne, nous avons rendu quelquefois aux aveugles une sorte de vue qui leur suffisait pour se conduire ou même pour se livrer à quelques petits travaux. A cet effet nous faisons instiller tous les jours, ou de deux jours l'un, une goutte de la solution saturée de belladone,

dans les yeux, afin de maintenir la pupille suffisamment large pour dépasser la circonférence de la tache.
C'est ainsi que nous avons fait voir plusieurs aveugles
qui ne pouvaient plus se conduire et qui aujourd'hui,
munis d'une solution de belladone, se promènent li-
brement depuis plusieurs années ; et un, entre autre,
qui était complétement aveugle depuis cinq ans, par
une large taie centrale qui occupe son seul et unique
œil. Depuis qu'il s'instille dans l'œil de la belladone,
c'est-à-dire depuis sept ans, il voit suffisamment pour
se conduire et même pour travailler. Nous n'avons
jamais vu résulter de cette pratique aucune espèce
d'inconvénient pour la sensibilité de l'appareil optique. Les malades disent que ces instillations leurs
fortifient les yeux et la vue. »

« La mydriase artificielle, employée pour rétablir la
vision dans les cas d'opacité centrale de la cornée, a
déjà été indiquée, rapporte M. Tavignot, par P. De-
mours et par M. Debreyne. « J'ai appelé moi-même,
dit-il, l'attention sur les avantages que l'on pouvait
en retirer dans la pratique, en rapportant différents
faits en sa faveur.

« Deux points sont désormais acquis à la science :

« Le premier, c'est qu'on peut dilater indéfiniment
l'ouverture pupillaire à l'aide d'un collyre belladoné,

sans que l'iris devienne réfractaire à l'action du médicament.

« Le second, c'est que l'action indéfiniment prolongée de la belladone n'altère en aucune façon la sensibilité de la rétine.

« J'ai traité et suivi pendant des années entières des malades atteint d'opacité centrales de la cornée, et j'ai pu me convaincre de la réalité des faits énoncés plus haut.

« Le premier malade qui vient de se présenter à nous est un nouvel exemple à l'appui des précédents. Les médecins et les élèves qui suivent notre clinique des maladies des yeux ont pu le constater.

« Cet homme nous fut amené par sa femme, car il était complétement aveugle. A la suite d'une ophthalmie purulente, l'œil droit fut entièrement perdu ; l'œil gauche est dans l'état suivant : Il y a eu perforation de la partie presque centrale de la cornée, hernie consécutive de l'iris avec adhérences définitives ou synéchie antérieure ; la taie leucomateuse qui est venue réparer ces différents désordres étant placée directement en face de l'espèce de boutonnière représentant la pupille, intercepte le passage des rayons lumineux ; de là la cécité.

« Dès le premier jour nous avons prescrit à ce

malade le collyre suivant :

Pr.   Eau distillée, ...   125 grammes ;

Ext. aq. de belladone , ...   8 grammes ;

A instiller de deux jours l'un , dans l'œil gauche , deux à trois gouttes.

« Dès le lendemain , le malade nous revenait sans guide ; il voyait assez pour se conduire seul , pouvait reconnaître tous les objets qu'on lui présentait. Aujourd'hui , 1er Novembre , l'amélioration continue ; l'œil a gagné en force par l'excercice de la vision dont il était privé depuis 3 ans ; le malade me dit sans hésiter l'heure qu'il est à ma montre, sans se tromper d'une minute.

« Ce résultat est dû à l'usage continu de la belladone ; il disparaîtrait évidemment dès l'instant où l'on cesserait l'emploi de ce moyen. Mais c'est chose si simple, si inoffensive que l'instillation dans l'œil de quelques gouttes de collyre belladoné , qu'une fois l'habitude contractée , on fait ensuite instinctivement et sans y penser , cette petite opération.

Le deuxième malade qui vient également de se présenter à la consultation publique de notre dispensaire, est un musicien qui, à la suite de de la variole , a perdu complétement l'œil gauche. La cornée de l'œil droit

6

a été perforée. Il en est résulté une tache leucomateuse à peu près centrale, compliquée de synéchie
antérieure. Néanmoins quelques rayons lumineux
peuvent encore pénétrer maintenant jusqu'à la rétine
à travers la pupille déformée ; aussi le malade voit-
il assez pour se conduire. Mais la vue sera évidemment améliorée par sa *mydriase artificielle* que nous
allons provoquer et entretenir à l'aide d'instillations
belladonées. »

§ III.

*Cataractes centrales. —— Des instillations de bel-
ladone longtemps continuées peuvent quelquefois
s'opposer à la formation de la cataracte capsulaire
ou capsulo-lenticulaire.*

Laissons encore ici parler le P. Debreyne, dont le
témoignage a tant d'autorité quand il s'agit de la
belladone.

« Il y a 36 à 37 ans, dit-il, nous avons fait
voir, au bout d'une demi-heure, à l'aide des instillations belladonées, une personne atteinte de cataracte centrale depuis 20 ans, avec constriction habi-
tuelle des pupilles. Le fait fut regardé par le public
comme *prodigieux...*

« Quelques années après, un homme atteint de cataracte, ne voulant ou ne pouvant se faire opérer, nous lui fîmes faire des instillations de belladone pendant près d'un an, qui lui procurèrent assez de vue pour se conduire et pour s'occuper de quelques travaux qui demandaient peu d'application de la vue.

« Il y a trois ans, nous prescrivîmes le même moyen à un homme cataracté. Un an après, on nous rapporta que les instillations lui avaient tellement *fortifié* la vue qu'il pouvait maintenant se conduire et aller tout seul où il voulait. »

Voici un exemple qui nous est personnel et qui n'est pas moins remarquable.

Il y a un an, un homme nous consulte pour ses yeux dont le droit était cataracté depuis plus de six mois et dont le gauche commençait aussi à se couvrir depuis la même époque. Bien que la cataracte fût très-avancée sur cet œil, le malade en voyait encore assez pour se conduire. Nous lui conseillâmes néanmoins d'y instiller tous les matins quelques gouttes de la solution concentrée de belladone. Le but que nous nous proposions était de lui prolonger la vue le plus possible en attendant une opération que nous regardions comme inévitable. Il y a un mois, ce malade est revenu nous voir, et à notre grand étonnement,

nous avons reconnu que la cataracte avait presque entièrement disparu du côté gauche.

Cette résolution était due assurément à l'action de
la belladone. On conçoit, en effet, que des mouve-
ments alternatifs de contraction et de relâchement
dans l'iris, peuvent à la longue rompre les adhérences
que contractent presque toujours la capsule antérieure
avec le plan musculeux, changer aussi les rapports
du cristallin cataracté et le placer dans des conditions
favorables à son absorption.

D'après cela, nous pensons qu'on est autorisé à
essayer les instillations belladonées dans tout les cas
de cataractes commençantes, attendu que ces instillations n'offrent jamais d'inconvénient et que quelquefois elles pourront s'opposer au développement ulté-
rieur de la cataracte, et même provoquer sa résolution.

Il y a quelques jours, nous avons conseillé ce
traitement, qui est d'une extrême simplicité, à un
jeune homme de 16 ans, qui présentait sur les deux
yeux des cataractes en voie de formation. La vision
était déjà profondément troublée ; néanmoins il voyait
encore à se conduire et même à lire. On apercevait
dans le champ de la pupille quelques linéaments
blanchâtres qui paraissaient appartenir plutôt à la

capsule qu'au cristallin lui-même dont la transparence paraissait aussi légèrement nébuleuse.

§ IV.

Photophobie.

Le traitement de cette affection, que nous regardons comme une cyclite, doit donc se proposer deux choses : 1° Combattre la névralgie ciliaire ; 2° Immobiliser l'iris dont les contractions tiraillent les parties douloureuses et augmentent par conséquent leur sensibilité. Le meilleur moyen pour remplir cette double indication, est sans contredit la belladone qui, par ses propriétés hyposthénisantes et anti-constrictives, enlève la douleur névralgique et paralyse l'iris en dilatant largement l'ouverture pupillaire. Aussi avons-nous vu souvent la photophobie céder comme par enchantement sous l'influence de la solution saturée d'extrait de belladone dont on instille dans les yeux plusieurs gouttes matin et soir. Lorsqu'il existe une très-vive sensibilité des yeux à la lumière, et qu'il est extrêmement difficile de les ouvrir, nous faisons alors faire des frictions sur la face cutanée des paupières, sur les tempes et autour des sourcils, avec la pommade suivante :

Extrait aqueux de belladone,   }
Axonge, ... }   12 grammes.

f. s. a. une pommade.

Les instillations ou les frictions sont continuées
pendant tout le temps qu'on le juge nécessaire.

§ V.

Iritis.

Le médecin qui a le mieux étudié les effets de la
belladone sur cette maladie, et qui en a fait ensuite
les applications les plus ingénieuses et les plus variées
pour son traitement, est M. le D^r. Tonnellé, chirurgien en chef de l'hôpital de Tours. Voici, d'après M.
M. Trousseau et Pidoux, les principaux résultats auxquels l'ont conduit ses expérimentations.

La préparation de belladone dont il se sert le plus
habituellement, est une solution très-concentrée de
l'extrait de cette plante dans l'eau distillée.

Pour obtenir de cette solution tout l'effet dont elle
est susceptible, on doit la tenir constamment appliquée
sur l'œil. Pour cela il faut répéter les applications de
deux en deux heures, et tenir, dans le grand angle
de l'œil, un bourdonnet de charpie imbibé de la
solution que l'on renouvelle assez fréquemment.

C'est principalement dans certaines affections de l'iris qui tendent à oblitérer la pupille, et à la suite de l'opération de la cataracte, que la belladone appliquée de cette façon a produit les effets les plus remarquables.

Dans l'iritis membraneux, les adhérences étendues sous forme de rayons, du bord de la pupille au centre du cristallin, s'allongent peu à peu sous l'influence du remède, et à des degrés qui varient selon leur consistance, leur ancienneté.

La petite circonférence de l'iris devient inégale, anguleuse ; il s'y forme de petites courbes rentrantes, comme autant de petites pupilles artificielles.

Il y a trois semaines, une dame s'est présentée à notre consultation pour une cécité presque complète ; nous examinâmes ses yeux et nous reconnûmes que cette cécité était le résultat d'un iritis chronique qui avait amené une oblitération presque complète des pupilles. Elle nous dit aussi qu'elle voyait un peu mieux à l'ombre qu'au soleil, l'iris était donc encore un peu contractile ; nous conçûmes alors l'espoir de rendre un peu de vue à cette malade, en lui instillant dans les yeux de la solution de belladone ; c'est ce que nous fîmes, séance tenante, et au bout de 20 minutes, nous pûmes constater 1°. que du côté

gauche et dans la partie de l'iris correspondant à l'ou‑
verture pupillaire, il s'était formé trois petits trous à
travers lesquels on apercevait la capsule antérieure
qui était légèrement opaque ; 2°. qu'à droite, la pu‑
pille s'était aussi un peu dilatée et présentait sur son
bord, des franges et des inégalités ; un peu en arrière
on distinguait la capsule du cristallin qui avait subi
aussi un commencement d'opacité.

Malgré cette faible dilatation et l'opacité déjà avancée
de la capsule, cette femme avait recouvré la vue et
elle put me dire l'heure qu'il était à ma montre, à une
minute près. Elle voyait aussi bien d'un œil que de
l'autre. Nous lui avons donné de la solution de bella‑
done à emporter, et elle doit en continuer l'usage
pendant longtemps.

Voici un autre fait. Il s'agit encore d'un iritis chro‑
nique avec constriction pupillaire et perte de la vue. Le
malade ne pouvait distinguer aucun objet ni se con‑
duire. On lui instilla dans l'œil (l'autre était perdu
par accident traumatique) une goutte de solution
saturée de belladone, et au bout d'une demi-heure
la vue était rétablie ; le malade distinguait tous les
objets ambiants, quoique, chose remarquable, la
pupille ne fût pas sensiblement dilatée.

M. Tonnellé cite également des cas très-graves où

la pupille était presque entièrement oblitérée par des produits menbraneux et où il a pu néanmoins rétablir cette ouverture peu à peu et avec elle, la vision.

Dans ce cas tantôt il se fait une petite dilatation partielle de la pupille dans un point de la petite circonférence de l'iris, d'où résulte une sorte de pupille annexe qui s'agrandit progressivement, tantôt la toile membraneuse paraît s'amincir peu à peu vers son centre ; elle s'use, puis se déchire, ou bien se dissipe et se fond en quelque sorte graduellement comme un nuage.

C'est le plus souvent de cette façon que les choses se passent pour les fausses membranes qui surviennent à la suite de l'opération de la cataracte, et c'est aussi dans ce cas que M. Tonnellé obtient les succès les plus complets. Conduit par l'observation à reconnaître que la cataracte secondaire, qui rend si souvent infructueuse pour le malade l'opération la plus heureusement pratiquée, n'est toujours que le résultat de l'iritis membraneux et le produit même des fausses membranes propres à ce genre d'affection, il a appliqué la belladone, selon la méthode indiquée plus haut, au traitement de cette maladie, et presque toujours avec un succès complet si le remède est appliqué à temps. Ce moyen doit être employé dès le 4ᵐᵉ jour, époque où se forment ordinairement les produits membraneux.

Il arrive assez souvent que les membranes ne se détachent que d'un côté ; il ne faut point s'en inquiéter. Si la belladone est continuée suffisamment, l'absorption détruit peu à peu celles qui restent , et on les voit se réduire à un petit liseré qui borde tout ou partie du bord pupillaire.

M. Tonnellé emploie encore avec succès les préparations de belladone, d'une manière continue, dans toutes les blessures qui interessent l'iris, vu que l'effet de ces lésions détermine constamment le resserrement et par suite l'oblitération de la pupille. Il y a recours dès que l'inflammation a été suffisamment amortie par l'eau froide ; de cette façon il prévient presque toujours les adhérences membraneuses , et dans les cas rares où il ne peut y parvenir, il maintient la pupille dans un état de dilatation suffisant pour que la destruction de ces membranes au moyen de l'aiguille ne présente plus de difficulté ; il se sert aussi de ce moyen dans le cas d'opération de cataracte par broiement. On évite ainsi les adhérences qui s'établissent trop souvent entre les débris de la capsule et l'iris et on active beaucoup la résorption de ces débris en les mettant largement en contact avec l'humeur aqueuse. L'observation prouve que l'emploi de la belladone dans ce cas est d'une utilité telle qu'il peut seul assurer le succès.

Quant à l'usage qu'un grand nombre de praticiens font de ce moyen pour disposer les malades à l'opération de la cataracte, M. Tonnellé le réserve pour l'abaissement ; mais il le proscrit d'une manière absolue pour l'extraction.

En effet, la dilatation artificielle de la pupille, inutile pour favoriser l'issue du cristallin, expose l'iris, pendant l'opération, au tranchant de l'instrument et, après l'opération, à des adhérences vicieuses de la cornée.

§ VI.

Hernie de l'Iris.

Les instillations de belladone trouvent encore ici leur application. En voici un exemple : Il s'agissait d'un prolapsus de l'iris, situé à la portion de la cornée voisine de l'angle externe de l'œil. Il avait le volume d'un petit pois chiche ; sa base qui était fort étroite et excessivement étranglée, fit presque désespérer du succès des applications de belladone,

mode de traitement, dit l'auteur de cette observation,
que j'emploie presque constamment, et auquel je dois
un grand nombre de guérisons. Il cite le fait présent
comme l'un des plus concluants pour prouver l'efficacité de la belladone, qu'il préfère de beaucoup à
l'emploi de la pierre infernale. Voici donc la méthode : appliquez sur la tumeur, de petites compresses
trempées dans une solution de vingt centigrammes
d'extrait de belladone sur trente grammes d'eau distillée. La dose de l'extrait fut successivement portée
jusqu'à trente, quarante et cinquante centigrammes ;
à cette dernière dose, la tumeur commença à diminuer de volume, et à 60 centigrammes, la réduction
put s'opérer complétement. Le traitement dura environ
vingt jours : « je crois que l'on peut conclure de cette
observation qu'il ne faut pas se décourager lorsque
aucune amélioration ne suit pas l'emploi des premières applications de solution de belladone. »
(Thommasso Bompérola.)

N'eut-il pas été plus simple de faire tomber matin
et soir sur la petite tumeur, une à deux gouttes de la
solution saturée de belladone ?

§ VII.

Staphylôme de la cornée et de la sclérotique.

« Puisqu'il est expérimentalement et généralement
reconnu que la belladone exerce une action relâchante
et anti-contractile sur les tissus musculeux et fibreux,
rien ne doit empêcher d'admettre qu'elle peut produire
cet effet sur tous les tissus organiques, de quelque
nature qu'ils soient, musculeux, fibreux, cellulaires,
parenchymateux, vasculeux, nerveux, etc. C'est
d'après ce principe que nous avons conseillé l'u-
sage de la belladone contre le prolapsus ou la hernie de l'iris. Maintenant nous la proposons également
contre le staphylôme. » (Debreyne, *Des vertus thérapeutiques de la belladone*, page 144.)

Voici deux faits à l'appui de cette méthode.

Une femme de 25 ans ayant eu une ophthalmie interne à l'œil droit, il lui était resté un ulcère vers le
bord inférieur de la cornée, ainsi qu'une procidence
de l'iris. Bientôt elle perdit totalement la vue de ce
côté là et resta deux mois dans cet état. De plus, on
remarqua un vaste staphylôme de la cornée, de forme
conique, de six lignes de circonférence, et occupant
presque la moitié de la cornée transparente. La malade

'étant refusée à toute opération, on se borna à faire
trois à quatre fois par jour, des instillations d'une
forte solution d'extrait de belladone sur la tumeur.
L'emploi de ce moyen ne tarda pas à faire disparaître le staphylôme, et l'œil ne conserva plus
qu'une légère difformité. (Baratta.)

A la suite d'une ophthalmie chronique on vit se
développer un vaste staphylôme de la sclérotique,
tout près de la cornée, avec hypopion. On eut recours
à la solution de belladone, et au bout de trois semaines
le staphylôme avait disparu (*id.*)

§ VIII.

Nyctalopie.

Cette affection est caractérisée par une sensibilité
exagérée de l'œil à la lumière ; de là une contraction
spasmodique de l'iris quelque fois avec occlusion complète de la pupille, de sorte que les personnes nycta-
lopes voient très-bien pendant la nuit mais cessent de
voir pendant le jour. La connaissance de la nature
de cette affection met naturellement sur la voie de
son traitement qui consiste à ramener à son type
normal la sensibilité optique exaltée et exagérée. La
belladone satisfait parfaitement à cette indication.

Voici un fait qui est consigné dans la thèse du dr.
Mazier et qui démontre toute l'efficacité de la pré-
cieuse solanée dans cette singulière maladie. Un jeune
homme nyctalope ne pouvait pendant le jour distinguer
ni les objets, ni les personnes ; mais la nuit il voyait
parfaitement, surtout avec un clair de lune, et alors il
pouvait distinguer un petit oiseau dans un arbre à
vingt pas de distance. Les pupilles étaient modérément
dilatées. On lui donna l'extrait de belladone à la dose
de six grains par jour (on arriva graduellement à cette
dose) et, au bout de sept à huit jours il distinguait
parfaitement les objets et les personnes pendant le
jour : on lui avait appliqué auparavant des sangsues,
des vésicatoires etc. qui n'avaient fait qu'augmenter
le mal. Sa guérison est restée solide et durable. il
eût été plus simple de faire des instillations dans les
yeux avec la solution d'extrait de belladone.

§ IX.

Ophthalmie.

Lorsque les yeux sont peu rouges, dit le père Debreyne, et que les douleurs sont cependant très-vives,
on peut croire que la maladie est beaucoup plus nerveuse qu'inflammatoire et, en conséquence, on est

autorisé à employer avec confiance les préparations
de belladone. C'est ce que nous faisons ordinairement,
en associant même quelquefois un peu d'opium dans
un collyre fait avec un peu d'extrait de belladone.
Lisfranc, dans ce cas, employait l'extrait de cette
plante en friction autour de la base de l'orbite. C'est
ainsi qu'il dit avoir guéri en 24 heures, deux ou
trois jours, des ophthalmies qui avaient résisté aux
antiphlogistiques et à d'autre moyens appropriés. C'est
ce que Dupuytren avait déjà fait avant Lisfranc, ou,
du moins il employait avec beaucoup d'avantage la
belladone dans les inflammations graves des humeurs
de l'œil.

Un jeune homme est atteint d'une kératite ulcéreuse,
des deux yeux. Après avoir employé : saignée générale, ventouses scarifiées derrières les oreilles,
calomel, on eut alors recours aux frictions mercurielles belladonées, et le malade a vu survenir
dans son état une amélioration sensible et très-rapide.
(Chassaignac.)

D'ailleurs, d'après le docteur Rognetta, l'action
de la belladone est hyposthénisante : elle ne convient
donc, ajoute-t-il, qu'aux maladies où le traitement
antiphlogistique est utile. Selon ce médecin, des maladies inflammatoires fort graves ont été, dans les

cliniques d'Italie, traitées uniquement par la belladone. Dans les ophthalmies internes, la belladone
selon le même auteur est, après la saignée, le remède
le plus salutaire et le plus prompt. Elle convient également dans les ophthalmies externes, mais elle a moins
de prise sur les inflammations simples des tissus blancs.
(kératite, sclérotite.)

§ X.

Résumé et Conclusions générales de tout ce travail.

I. Il est pour nous évidemment et expérimentalement démontré, que les agents anti-ophthalmiques dont
nous venons d'apprécier la valeur thérapeutique sont
les meilleurs, les plus sûrs et les plus efficaces de toute
la matière médicale de l'ophthalmologie moderne.

II. Une expérience fondée sur une grande masse de
faits, nous permet d'établir les corollaires pratiques
suivants :

1° L'azotate d'argent est le meilleur moyen thérapeutique local contre les inflammations aiguës des
yeux et des paupières.

2° Le sulfate de cuivre l'est à son tour et au même
titre, contre les ophthalmies chroniques.

3° L'acétate de plomb nous paraît doué d'une

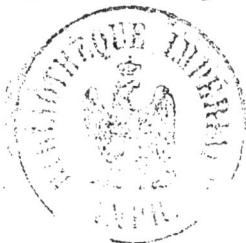

action spéciale, élective, contre certaines formes lé-
gères d'ophthalmies traumatiques ; associé à l'opium,
il constitue aussi pour nous un moyen très-efficace de
faire avorter certaines phlegmasies oculaires naissantes
et externes.

4° L'opium, indépendamment de son usage dans le
cas sus-mentionné, est encore indiqué dans toutes les
ophthalmies qui s'accompagnent d'une augmentation
de la sensibilité nerveuse ; on doit en excepter cependant l'iritis et la photophobie.

5° Enfin la belladone, en raison de ses propriétés
hyposthénisantes, peut convenir dans toutes les ophthalmies aiguës et *douloureuses*. La faculté qu'elle possède
de dilater la pupille, la fait employer tous les jours dans
l'iritis, la photophobie, la nyctalopie, les taies centrales, les cataractes commençantes etc. etc.

III. Ces divers agents, bien appliqués et habilement
maniés suivant les règles que nous avons formulées
dans cet écrit, suffisent pour guérir toutes les ophthalmies aiguës et chroniques possibles, sans le concours
d'aucun traitement général.

Que les praticiens que d'anciens préjugés ou la
crainte de nuire empêchent de recourir aux moyens
locaux comme méthode générale, et qui font consister
encore le traitement des inflammations oculaires dans

les anti-phlogistiques, les révulsifs, les dérivatifs etc.
entrent donc désormais hardiment et résolûment dans
la voie que nous venons de leur indiquer et ils arri-
veront, nous n'en doutons pas, à des résultats positifs et satisfaisants.

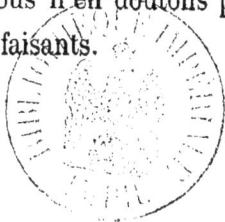

FIN.

TABLE DES MATIÈRES.

FIN DE LA TABLE.

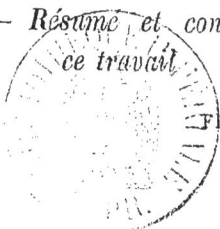